LA GUÍA DE
Buena Salud®
SOBRE
LA ARTRITIS
Y TU VIDA

Otros libros por Jane L. Delgado, Ph.D., M.S.

La guía de Buena Salud® *para superar
la depresión y disfrutar la vida*

La guía de Buena Salud® *para un corazón sano*

La guía de Buena Salud® *sobre la diabetes y tu vida*

La guía de salud: Consejos y respuestas para la mujer latina

Todos disponibles en inglés y español.

LA GUÍA DE
Buena Salud®
SOBRE
LA ARTRITIS
Y TU VIDA

JANE L. DELGADO, PH.D., M.S.

Prólogo por el Dr. John H. Klippel, presidente y CEO,
Arthritis Foundation

WILLIAM MORROW
An Imprint of HarperCollins*Publishers*

Este libro está concebido para proporcionar información exacta, de fuentes fidedignas, respecto a los temas tratados. No tiene como propósito sustituir los consejos médicos de un doctor capacitado. El lector debe consultar con su médico, proveedor de servicios de salud u otro profesional competente antes de seguir cualquier sugerencia de este libro o sacar conclusiones de él.

La autora y la casa editorial específicamente rechazan toda responsabilidad por cualquier perjuicio, pérdida o riesgo, ya sea personal o de otro tipo, que se incurra a consecuencia directa o indirecta del uso y la aplicación de cualquier aspecto del contenido de este libro.

Buena Salud® es una marca registrada de Jane L. Delgado.

LA GUÍA DE BUENA SALUD® SOBRE LA ARTRITIS Y TU VIDA. Copyright © 2012 Jane L. Delgado. Todos los derechos reservados. Este libro fue publicado en Estados Unidos de Norteamérica. Este libro no puede ser reproducido ni total ni parcialmente por ningún medio sin autorización escrita excepto en el caso de citas cortas para reseñas. Las solicitudes deben dirigirse a HarperCollins Publishers, 10 East 53rd Street, New York, NY 10022.

Los libros de HarperCollins pueden ser adquiridos para uso educacional, comercial o promocional. Para mayor información diríjase a: Special Markets Department, HarperCollins Publishers, 10 East 53rd Street, New York, NY 10022.

PRIMERA EDICIÓN

ISBN 978-0-06-219594-4

Library of Congress Cataloging-in-Publication Data has been applied for.

12 13 14 15 16 DIX/RRD 10 9 8 7 6 5 4 3 2 1

↷ Contenido

La serie de *Buena Salud*®

L a misión de la Alianza Nacional para la Salud de los Hispanos (National Alliance for Hispanic Health o la Alianza) es mejorar la salud en las comunidades hispanas y trabajar con otros para proteger la salud de todos. Este ha sido un gran desafío, porque aunque una de cada seis personas en Estados Unidos es hispana, con demasiada frecuencia, la investigación, el análisis y las recomendaciones no tienen relación alguna con la vida de los hispanos. Apenas comenzó a surgir información sobre la salud hispana, quedó claro que, a fin de lograr mejores resultados médicos para todos, necesitábamos una estrategia diferente para el cuidado de la salud en nuestras comunidades. Además de proporcionar la mejor información sobre la salud, debemos crear una nueva manera de pensar sobre la salud que combine los aspectos positivos de la comunidad hispana con los más recientes avances médicos y tecnológicos.

El propósito de la serie *Buena Salud*® es lograr ese objetivo. Cada libro identifica datos clave que definen una inquietud sobre la salud, los cambios que todos nosotros debemos hacer por nuestro propio bien y el de nuestra familia, la información más actualizada para llevar una vida más sana y las herramientas que necesitamos para hacerlo posible.

El desafío es elegir entre la avalancha diaria de información relacionada con la salud y reconocer que solos no podemos hacer muchos de los cambios necesarios para ser más saludables. Nuestro concepto de familia y responsabilidad familiar es uno de los aspectos más positivos de nuestra comunidad, y es clave para mejorar el sistema de salud. Sin embargo, para hacerlo, todos debemos trabajar juntos. Debemos ayudarnos unos a los otros a ser lo más sanos posible, ya sea se trate de un tío, un hermano o una comadre. Esta serie es para ti porque hay mucho que puedes hacer para mejorar tu propia salud y la salud de los demás.

Nos encontramos en un momento decisivo en que podemos mejorar nuestra vida. Todo el potencial de las ciencias está ante nosotros, y debemos usar cada fragmento de información para cuidar nuestros cuerpo, mente y espíritu. Por medio de la serie *Buena Salud*®, queremos ser tu compañero para lograrlo.

∿ Prólogo

Salir a caminar. Abrir un frasco de aspirinas. Agarrar un bolígrafo. Jugar con tus hijos o nietos. Estas son las actividades de la vida que muchos de nosotros damos por hecho. Pero para más de cincuenta millones de personas con artritis, muchas de las faenas y alegrías de la vida cotidiana pueden ser un desafío.

Se puede hacer que esos retos sean más fáciles. Comprender los desafíos y cambios que produce la artritis nos puede ayudar a llevar una vida plena. Por eso, *La guía de* Buena Salud® *sobre la artritis y tu vida* merece un lugar en todos los hogares. Ofrece esperanza.

Esta es una guía imprescindible para prevenir, controlar y llevar una vida plena y sana con artritis. La Dra. Jane Delgado ofrece consejos cariñosos, llenos de sentido común y empatía. Estos son los tipos de consejos que esperaríamos de nuestro mejor amigo, excepto que resulta que esta mejor amiga está entre los más destacados expertos en salud del país.

En este volumen de su serie de *La guía de* Buena Salud®, la Dra. Delgado nos recuerda a todos que, en lo que respecta a la artritis, el movimiento es la mejor medicina. Contesta las preguntas más comunes que tiene la gente sobre la artritis, una enfermedad que puede afectar a personas de todas las edades y es la principal causa de discapacidad en Estados Unidos.

Con su Programa de 10 puntos para la salud, la Dra. Delgado nos muestra todos los pasos que podemos dar y cómo podemos ayudar a nuestros seres queridos a dar esos pasos para gozar de mejor salud. Ayuda a los lectores a comprender las formas en que la artritis puede afectar otras enfermedades crónicas, su nivel de estrés y estado anímico, y sus relaciones.

La Dra. Delgado sabe que los mejores consejos sobre artritis son los que provienen de quienes han pasado por lo mismo. Ofrece la sabiduría derivada de relatos de la vida real, de personas que viven con artritis y sus seres queridos. Leer los testimonios es inspirador. Sabes que no estás solo en tu travesía hacia la buena salud y que hay soluciones prácticas para mejorar y facilitar todo aspecto de tu vida.

Estas historias están intercaladas con lo último sobre las ciencias y la medicina. La Dra. Delgado explica lo que puede ser un diagnóstico confuso con descripciones fáciles de seguir de las enfermedades, términos de diagnóstico y tratamientos. Nos da herramientas que nos preparan para defender nuestra salud o la de un ser querido al sugerir preguntas que le puedes hacer a tu proveedor de servicios de salud, herramientas para mantenerte al tanto de tu estado de salud y guías sobre medicamentos.

La Dra. Delgado también identifica sitios de Internet y líneas telefónicas de ayuda para obtener más información fidedigna. Las mejores fuentes de información, formas de encontrar a proveedores de servicios de salud, grupos locales de apoyo, ayuda para pagar la asistencia médica y otros asuntos esenciales están todos aquí, organizados en un formato fácil. Este es un libro que consultarás una y otra vez.

La guía de Buena Salud® *sobre la artritis y tu vida* es un plan indispensable para quienes tienen artritis y sus seres queridos, a fin de que gocen de la mejor calidad de vida posible.

JOHN H. KLIPPEL, MD
PRESIDENTE Y CEO
ARTHRITIS FOUNDATION

LA GUÍA DE
Buena Salud®
SOBRE
LA ARTRITIS
Y TU VIDA

⌒ Introducción

Sé exactamente cuándo me comenzó a doler el
cuello. Hace años, estaba trabajando jornadas
largas y, para ahorrar tiempo, decidí cargar
todos mis materiales en dos bolsos, uno en cada
hombro. Luego, un día que me apresuraba a
llegar de un trabajo a otro, sentí un dolor muy
agudo, y ese fue el inicio de esta situación. A veces
me parece que siempre lo he tenido. —Roberto

La artritis es una de esas enfermedades a las que no se
le presta la debida atención porque no es mortal. Con
demasiada frecuencia, nos concentramos en las enfermedades que nos matan en vez de aquellas que afectan nuestra
vida. Cuando se pasa la artritis por alto, las consecuencias
afectan muchas facetas de la vida. Si tú o alguien que conoces
tiene artritis, debes saber lo que puedes hacer para que la vida
sea más llevadera.

Para muchas personas el primer indicio de artritis es el dolor de
rodilla. Para otras, es el dolor de caderas, manos, muñecas o nuca.
Lo que sienten es un dolor agudo en una de las articulaciones.

Generalmente puedes encontrar una explicación para el
dolor que sientes: te lesionaste o excediste en alguna actividad.
En la mayoría de los casos, para librarte del dolor descansas y
te tomas un par de pastillas que puedes comprar sin necesidad
de receta. Te dices a ti mismo que el dolor no significa nada o
que quizá tienes un poco de artritis. Te encoges de hombros y
reanudas tus actividades.

Pero el dolor es un síntoma que puede indicar la posibilidad de algo más complicado. Esto es particularmente cierto a medida que se hace más difícil desoír esa señal de artritis que tú mismo te has diagnosticado y a la que le restas importancia. Es posible que cuando el dolor y malestar se intensifiquen o presenten con más frecuencia, pienses que no debes acudir a tu proveedor de servicios de salud porque das por hecho que simplemente es artritis.

Sin embargo, de muchas formas, pensar que tienes artritis es como saber que tienes fiebre. Aunque es bueno saber si tienes la temperatura alta, lo que realmente debes saber es qué hizo que se elevara.

Por eso es necesario que vayas a donde tu proveedor de servicios de salud para determinar qué es lo que te está causando dolor e inflamación en las articulaciones. Hay casi cien trastornos que pueden causar artritis, y es esencial saber cuál tienes. Un diagnóstico preciso garantizará que recibas el mejor tratamiento.

Es interesante la respuesta que recibo cuando alguien me dice que tiene artritis y yo le pregunto qué tipo de artritis tiene. Me mira perplejo porque cree que decir que tiene artritis basta para comprender su situación.

Me preocupa enormemente que la mayoría de personas piense que el dolor y malestar de la artritis son producto de la edad. Generalmente, de esto deducen que deben resignarse a esta enfermedad y simplemente vivir con ella. En otras palabras, que no hay nada que puedan hacer para prevenir o curarla.

La artritis no es simplemente producto de la edad; hay niños que tienen artritis. Según el Centro para el Control y Prevención de Enfermedades (Centers for Disease Control and Prevention o CDC, por sus siglas en inglés), en Estados Unidos hay casi cincuenta millones de personas, o uno de cada cinco adultos, con un diagnóstico de artritis por su proveedor de servicios de salud, además de aproximadamente trescientos mil niños con artritis. La incidencia de artritis entre personas blancas no hispanas, afroamericanos e hispanos es aproximadamente la misma. El número de hispanos con artritis posiblemente se subestime porque menos de ellos tienen acceso a proveedores de servicios de salud.

No obstante, los hispanos son dos veces más propensos que las personas blancas no hispanas a reportar dolor severo en las articulaciones e impedimentos para trabajar debido a la artritis. Tenemos información muy limitada sobre cuántas personas en Estados Unidos tienen trastornos específicos que producen artritis. Lo que sí sabemos es que 28% de las personas mayores de cuarenta y cinco años y 45% de las personas mayores de sesenta y cinco tienen osteoartritis de la rodilla. Desafortunadamente, en base a estadísticas como estas, es fácil dar por sentado equivocadamente que el solo hecho de ser mayor de edad produce artritis. En realidad, la artritis es una enfermedad que en la mayoría de los casos se inicia antes de la vejez y empeora con el tiempo. Por eso se considera una enfermedad degenerativa crónica. Como ya se señaló, la artritis también se presenta en niños.

Este libro tiene como propósito ayudarte a comprender los aspectos complejos de la artritis, informarte sobre temas importantes y darte las herramientas para ayudarte a mejorar la forma en que enfrentas la artritis. Debes recordar que no estás solo en tus esfuerzos por mejorar tu calidad de vida. En todo el libro oirás las voces de personas con artritis. Las dudas y desafíos que comparten seguramente te alentarán a seguir adelante.

Mi objetivo, como parte de la serie de *Buena Salud*®, es proporcionarte información de una manera que sea relevante para ti. Estos libros tienen un tono familiar, como el de una tía que te adora y tiene sabiduría y conocimientos científicos que puede compartir. La primera parte se centra en información básica que debes saber. Esto va desde lo que son las articulaciones hasta una conversación sobre el sistema inmunitario, para que comprendas algunos de los aspectos básicos de la artritis. Esto es especialmente útil cuando hablas con tu proveedor de servicios de salud. La segunda parte ofrece información sobre los principales trastornos que causan la artritis y los más recientes estudios sobre todos los tratamientos que has escuchado mencionar. Esto también incluye formas de diferenciar entre los tratamientos que son un desperdicio de dinero y una pérdida de tiempo, y los que han resultado ser opciones más eficaces. La tercera parte te ofrece los recursos que necesitas para organizar tu vida a fin de minimizar el impacto negativo de la artritis. Incluye las mejores fuentes de información en Internet sobre el control de la artritis y herramientas para tener un estilo de vida saludable.

Muchas personas creen que lo mejor que se puede hacer para aliviar el dolor de las articulaciones es simplemente no prestarle atención. Este libro habla sobre medidas simples que puedes tomar para reducir el dolor, mejorar tu capacidad de movimiento y hacer tu vida más llevadera. Ten en cuenta que la artritis es un síntoma de muchos trastornos y cuando hagas todo lo posible por controlarla, podrás disfrutar la vida incluso más. Pero más que nada, quiero ofrecerte un mensaje de esperanza. Hay muchas cosas que puedes hacer ahora que te ayudarán a vivir con artritis, y los nuevos descubrimientos científicos en el campo de la artritis prometen incluso mayores avances.

Primera parte

TODO LO QUE DEBES SABER SOBRE LA ARTRITIS

Tu vida
con artritis

En la iglesia miro a mi alrededor y me pregunto cómo todos los demás, incluso algunas mujeres que sé que son mucho mayores que yo, pueden arrodillarse. Sin lugar a dudas, yo no puedo; me dolería mucho. No recuerdo cuándo comencé a tener tanta dificultad para arrodillarme. No sé cuándo cambió todo. No hubo un episodio en particular. Supongo que lo que era un dolorcito empeoró con el tiempo, y no les presté atención a los cambios. Y ahora, debido a mi descuido, ya ni puedo ponerme de rodillas. —Lorena

Hace apenas unas semanas me reuní con conocidos para ver un partido de fútbol. Era necesario mover el televisor, y yo era el único que podía moverlo porque todos ellos tenían artritis debido a antiguas lesiones. ¿Le pasa lo mismo a todo el mundo? —Alonso

Qué puedes hacer cuando tienes dolor o cuando te sientes muy cansado? Mucha gente se concentra tanto en las exigencias inmediatas de la vida cotidiana que no le presta atención al cuerpo cuando le trata de decir que algo anda mal. Suponemos que el dolor o la fatiga es algo que algún día desaparecerá. Y en algunos casos quizá sea así, pero en otros simplemente continúa hasta que un día apenas nos podemos mover.

Mi madre era una de esas personas que sentía dolor pero que, pasara lo que pasara, iba a trabajar y aguantaba el malestar como fuera para llegar al final del día. Su cometido era cumplir con su trabajo a pesar de que tenía tanto dolor de cuello que se le adormecía la cara y los dedos se le hinchaban hasta no poder sostener las herramientas que necesitaba para su oficio. Era el único sostén de la familia y bien sabía que otros estaban deseosos de ocupar su puesto en la fábrica. El dolor era algo con lo que ella simplemente había aprendido a vivir.

Aguantar o sobrellevar dificultades sin quejarse era un tema presente en todas sus experiencias cotidianas. De manera extraña, el dolor se convirtió en el compañero constante pero indeseable que matizaba todos sus pensamientos y movimientos. Después de un tiempo, se había acostumbrado tanto al dolor que su tendencia era olvidarse de él. Incluso cuando iba al médico, el dolor quedaba relegado y no lo mencionaba entre sus prioridades de salud. Pero el dolor es la forma que tiene el cuerpo para decirte algo, y debes aprender a escucharlo.

Con frecuencia, nos sentimos tan obligados a cumplir con nuestras responsabilidades y nuestro trabajo que se nos hace difícil descansar; algunos de nosotros ni siquiera tenemos la opción de tomarnos días libres para curarnos. Como resultado, nuestra sólida ética de trabajo pasa a ser un factor en el deterioro de nuestra salud. Es más, el valor que le damos a mantener y cuidar a la familia puede crear barreras que impiden que busquemos ayuda.

Es necesario que pongamos de lado aquellas convicciones que dificultan que busquemos ayuda. Ya sea el concepto femenino o masculino de "ser fuerte"—aguantar o machismo—o el deseo de ser una súper mujer o un súper hombre, es necesario que los pongamos de lado y hagamos algo sobre el dolor que nos aflige.

Debemos cuidar de nuestra persona tan bien como cuidamos de los demás. Lo que tenemos que hacer es tratarnos a nosotros mismos de la manera que trataríamos a un familiar si tuviera un dolor que le dificultara el movimiento y que empeorara con el tiempo. Necesitamos aceptar que cuidar de nosotros no es solo una forma más de cuidar a nuestra familia, sino también una demostración de mayor fortaleza.

No debemos permitir que el dolor y malestar sean el marco permanente de nuestra vida. Como primer paso, debemos tener una idea de lo que puede estar pasándonos y lo que podemos hacer para reducir, si no eliminar, el dolor a fin de mantener nuestro nivel de actividad. Queremos poder vivir y hacernos cargo de nuestra situación, pero para hacerlo, necesitamos tener los conocimientos que actualmente están a nuestra disposición.

¿Qué es la artritis?

Cuando alguien dice que tiene artritis, generalmente significa que tiene dolor, inflamación y rigidez en una o más articulaciones. Es posible que en el pasado se haya dicho que la persona tenía reumatismo. Independientemente del nombre que le des al malestar que sientes, es importante que sepas que podría ser señal de una de muchas afecciones. Ten la certeza de que, por más acertado que sea tu amigo o tía, solo tu proveedor de servicios de salud puede decirte qué enfermedad tienes realmente. Es posible que incluso a tu proveedor de servicios de salud se le haga difícil diagnosticarla rápidamente porque hay más de cien afecciones designadas como enfermedades reumáticas. Además, no hay ningún examen que por sí solo le diga instantáneamente a tu proveedor de servicios de salud cuál tienes.

> Tengo dolor en todas las articulaciones desde pequeña. A mis padres les dijeron que era reumatismo y que no podían hacer mucho por mí. —Aurora

No es de sorprender que exista tanta confusión cuando hablamos entre nosotros sobre la artritis. Al parecer, la palabra *artritis* tiene muchos significados y usos.

La palabra *artritis* proviene del griego antiguo. *Artro* es un prefijo que significa *articulación* e *itis* es un sufijo que significa *inflamación.* Se dice que padeces de artritis cuando tienes inflamación en una o más articulaciones (el punto donde dos o más huesos se unen).

La inflamación (que se manifiesta con enrojecimiento, hinchazón, dolor y a menudo se siente caliente al tacto) es una reacción a una lesión y la forma en que el sistema inmunitario generalmente nos protege. Sin embargo, cuando la inflamación dura mucho, puede dañar el tejido y eso causa dolor. Por eso, la artritis es un síntoma y no una enfermedad en sí.

El uso diario de la palabra *artritis* abarca una variedad de afecciones diferentes que se agrupan conforme a dolencias o enfermedades que afectan las articulaciones o el tejido conjuntivo. Hay más de cien afecciones artríticas que pueden causar el deterioro de una o más articulaciones, tendones (conexión entre hueso y músculo) o ligamentos (tejido fibroso similar al colágeno que conecta un hueso con otro). Las articulaciones están compuestas por ligamentos, huesos, músculos y tejido conjuntivo que conectan muchas partes internas.

La osteoartritis es la enfermedad artrítica más común y generalmente la causa del desgaste del hueso de la articulación y cartílago (el recubrimiento del hueso). Otros trastornos reumáticos son las enfermedades autoinmunes, que ocurren cuando el sistema inmunitario, en vez de proteger al cuerpo, confunde una parte del cuerpo con un contaminante que causa enfermedades y lo ataca. La artritis reumatoide es la enfermedad autoinmune que más comúnmente causa artritis. Otros tipos de enfermedades reumáticas (en orden alfabético) son: artritis idiopática juvenil, artritis reumatoide, dermatomiositis, esclerodermia, espondilitis anquilosante, fibromialgia, gota, lupus (lupus eritematoso sistémico o LES), polimialgia reumática, polimiositis y síndrome de dolor regional complejo.

Contribuye a la confusión el hecho de que a veces las palabras *artritis* y *afecciones reumáticas* se usan indistintamente. Quizá lo mejor sea comenzar por comprender algunos conceptos básicos acerca de las articulaciones y nuestro sistema inmunitario.

Las articulaciones

L as articulaciones son el punto en que se unen dos o más huesos. Hay diferentes tipos de articulaciones. Algunas articulaciones son fijas y no se mueven. Por ejemplo, los huesos del cráneo se juntan, pero no se mueven. Sin embargo, el propósito de la mayoría de las articulaciones es ayudarte a moverte.

Cuando te refieres a una articulación, estás hablando de muchas partes. Pueden incluir huesos, cartílago (que está al final del hueso y lo cubre), músculos, ligamentos, membrana sinovial (el recubrimiento de la articulación que libera líquido sinovial, que actúa como lubricante de la articulación) y una zona de colágeno denso que cubre toda la articulación (cápsula articular). El líquido sinovial reduce la fricción entre los huesos de la articulación.

Hay articulaciones en las rodillas, caderas, hombros, codos y cuello. También tienes articulaciones en las manos y pies. Estas articulaciones hacen posible que los huesos se muevan sin causar dolor porque al final del hueso está el cartílago, que actúa como amortiguador. Estas articulaciones tienen dos funciones: (1) permitir el movimiento entre los huesos y (2) absorber el impacto del movimiento, sea repetitivo o no. El cartílago impide que los huesos rocen uno con el otro. Cuando las articulaciones funcionan bien, puedes seguir siendo activo e independiente.

Un componente clave de la articulación es el cartílago. El cartílago está compuesto mayormente por agua (65 a 80%) y colágeno (que ayuda a fortalecer la articulación), proteoglicanos (que permiten flexionarla y absorber golpes) y condrocitos (que producen cartílago y también liberan una enzima que destruye el colágeno). Cada una de estas sustancias desempeña un papel especial para asegurar que la articulación funcione bien. Se están realizando estudios a fin de encontrar un tratamiento más eficaz para cartílagos afectados.

A veces las articulaciones se dañan. Este daño puede producirse como resultado de lesiones, de la presión adicional causada por el sobrepeso, trabajos que requieren movimientos repetitivos o mucho esfuerzo físico, actividad física hecha de manera poco saludable o algún otro trastorno. Cuando se daña una articulación, los huesos rozan uno contra el otro. Esto causa el dolor e inflamación denominados *artritis*, y puede producir más pérdida de hueso y cartílago. En otras ocasiones, la inflamación la causa el funcionamiento defectuoso del sistema inmunitario.

El sistema inmunitario

E l sistema inmunitario es el guerrero que tenemos dentro que combate las enfermedades. Como un guardaespaldas personal, el sistema inmunitario vigila escrupulosamente el cuerpo entero para destruir todo aquello que pueda ser dañino. El sistema inmunitario está ubicado en todo el cuerpo, en diferentes lugares: las amígdalas y adenoides, nódulos linfáticos en la garganta y los vasos linfáticos adheridos, el timo (en el medio del pecho), los nódulos linfáticos en las axilas, el bazo (en la parte izquierda del tórax, cerca de donde el codo toca el tórax), el apéndice (en el lado derecho del tórax, a medio camino del codo y la muñeca), placas de Peyer (a la izquierda del ombligo), los nódulos linfáticos y vasos linfáticos en la entrepierna y la médula ósea en todo el cuerpo. Todos estos puntos se dedican a mantenerte saludable.

La inflamación es indicio de que el sistema inmunitario está funcionando para protegerte de una infección, como un virus, bacteria o algún otro tipo de sustancia química externa al cuerpo. En este caso, la inflamación es una respuesta apropiada y natural. Cuando la inflamación dura demasiado, es posible tener problemas.

A veces el sistema inmunitario no funciona correctamente y sus acciones son excesivas o insuficientes. Cuando el sistema inmunitario no es muy activo, tienes inmunodeficiencia. Esto significa que el sistema inmunitario no te protege ni está cumpliendo con su labor. En otras ocasiones, el sistema inmunitario es demasiado agresivo y, en vez de protegerte, ataca al cuerpo por error. Las enfermedades resultantes se llaman enfermedades autoinmunes. Tienes un trastorno autoinmune cuando el sistema inmunitario causa inflamación, y nada te está atacando.

Muchos factores controlan los procesos que hacen que el sistema inmunitario funcione bien. Uno de esos factores son las citoquinas, un tipo de molécula que les dice a las células lo que tienen que hacer. Estas moléculas le dicen al sistema inmunitario cuándo aumentar o disminuir la inflamación, como también cuándo producir más células para reabsorber hueso. En la mayoría de los casos, la inflamación es una respuesta acertada.

Hoy en día, algunos medicamentos disponibles para tratar la artritis generalmente funcionan para, ya sea, reducir la actividad de ciertas moléculas y células que aumentan la inflamación (antiinflamatorio) o suprimir el sistema inmunitario. Ya que la artritis tiene tantas facetas, varios proveedores de servicios de salud estarán a cargo de tu atención médica. En el siguiente capítulo encontrará descripciones de algunos de estos diferentes proveedores.

Proveedores de servicios de salud

La artritis generalmente causa sensación de dolor, rigidez o dificultad al realizar tareas físicas que podías hacer antes fácilmente. Si tienes alguno de estos síntomas, debes consultar con tu proveedor de servicios de salud. Esto es especialmente importante para los hispanos, quienes son más propensos a perder días de trabajo y tener discapacidades relacionadas con la artritis y, al mismo tiempo, son el grupo menos propenso a consultar con un proveedor de servicios de salud. Es importante hablar de tus síntomas con tu proveedor de servicios de salud apenas se presenten, para que el diagnóstico sea oportuno y se formule un plan de tratamiento a fin de maximizar tus movimientos y disminuir el dolor.

Si no tienes una fuente fija de atención de salud, sería bueno identificar una. Un buen punto de partida es un profesional de atención de salud especializado en medicina interna o un gerontólogo (especialista médico para personas mayores). En el caso de niños, debes consultar con un pediatra, quien puede remitirte a otro especialista.

En base a la evaluación preliminar que te hagan de las articulaciones y los resultados de cualquier prueba adicional, si tu proveedor de servicios de salud piensa que tienes una enfermedad autoinmune, es posible que te mande a un reumatólogo o inmunólogo clínico. Un reumatólogo es un proveedor de servicios de salud especializado en trastornos reumáticos o músculo-esqueléticos. También es posible que te manden a un inmunólogo clínico que trata trastornos del sistema inmunitario.

Además de reumatólogos o inmunólogos clínicos, también hay varios diferentes profesionales de salud para servicios específicos. A continuación se enumeran algunos de ellos, en orden alfabético, seguidos por una breve descripción:

- **Acupunturista (terapeuta diplomado):** profesional de salud que inserta agujas del grosor de un cabello en puntos específicos del cuerpo para disminuir el dolor y mejorar la salud y el bienestar.
- **Cirujano ortopedista:** especialista en el tratamiento y la cirugía de enfermedades de los huesos y las articulaciones.
- **Enfermero/enfermera practicante:** profesional de atención de salud que ayuda al médico en el cuidado de la artritis.
- **Fisiatra (especialista en rehabilitación):** profesional de salud que te ayuda a maximizar tus actividades dentro de las limitaciones de tus problemas con las articulaciones.
- **Fisioterapeuta:** profesional de salud que evalúa tu rango de movimiento y luego trabaja contigo para implementar un plan a fin de aumentar el movimiento de las articulaciones y eliminar el dolor.
- **Masajista:** profesional de salud que manipula los músculos y tejidos blandos del cuerpo.
- **Nefrólogo:** profesional de atención de salud que se especializa en el cuidado de los riñones.

- **Psicólogo:** profesional de salud que se dedica al tratamiento de problemas psicológicos, incluida la depresión.
- **Quiropráctico:** profesional de salud que usa un sistema médico alternativo y trata problemas de salud con una terapia manual llamada manipulación o ajuste espinal.
- **Terapeuta ocupacional:** profesional de salud que trabaja contigo para determinar los movimientos que debes hacer para poder seguir haciendo tu trabajo actual.
- **Trabajador social:** profesional que te ayuda a adaptarte a los desafíos sociales que tal vez encuentres, como posible discapacidad, desempleo y necesidad de atención de salud en casa.

Trabajarás con tu equipo de proveedores de servicios de salud a fin de formular un plan de tratamiento para que puedas mantener la mayor movilidad posible, detener el avance de tu enfermedad y reducir el dolor. No basta consultar con diferentes profesionales de salud. Para garantizar el éxito de tu plan de tratamiento, es esencial que te replantees mucho de lo que haces para que tus actos lleven a la buena salud de la cual deseas gozar.

Cambios de estilo de vida a considerar: las cosas que debes hacer y evitar

Para controlar la artritis debes comprometerte a mejorar ciertos aspectos de tu vida. El Programa de 10 puntos para la salud está concebido para brindarte apoyo mientras tomas los pasos necesarios para estar sano y ser feliz. Se basa en los últimos conocimientos científicos, que indican que ninguna acción aislada es una "píldora mágica" para la salud. De hecho, lo que los datos demuestran es que muchos factores influyen en la salud y el bienestar. Es crucial que cuides de ti mismo y que hagas cambios terapéuticos en tu estilo de vida. El mensaje es claro: simplemente debemos cuidarnos con el mismo esmero que cuidamos a los demás. Es importante reconocer que hay varias medidas que podemos tomar para sentirnos bien y estar sanos.

Por eso los elementos que conforman el Programa de 10 puntos se clasifican como aspectos básicos e intensificadores. Los aspectos básicos—del 1 al 4—son los absolutamente necesarios. Al leer las secciones a continuación, te enterarás de las más recientes técnicas para crear hábitos positivos al respecto y mantenerlos. Aunque tu proveedor de servicios de salud quizá te haya hecho sugerencias sobre lo que debes hacer, ya sabes lo que es necesario. Lo difícil es hacer los cambios en tu vida para poder ponerlos en práctica.

Los intensificadores son los rubros del 5 al 10. Estos aprovechan los beneficios de las actividades básicas y los magnifican. Cuando los pones en práctica, intensifican los beneficios de los rubros básicos (del 1 al 4), y si no los pones en práctica, disminuyen el impacto de esos esfuerzos.

Una vez que sepas qué trastorno está causando la artritis que te afecta, debes pensar sobre estos 10 puntos y las formas de adaptarlos a tu situación. Quizá implique que debes comer diferentes tipos de alimentos o reformular tu programa de ejercicio. Hay actividades que te hubiera gustado hacer pero que ahora debes reconsiderar y otras que nunca has probado y que ahora debes incorporar a tu vida. Debes crear un entorno que te apoye en tus esfuerzos para que tu vida sea lo más sana posible. Esto quizá no sea fácil cuando debemos lidiar con el dolor y malestar. Tenemos la tendencia a hacer lo conocido y fácil, incluso cuando no es bueno para nosotros.

El desafío es saber cómo reorganizar tu vida. Un buen punto de partida es hacer una autoevaluación rápida de lo que estás haciendo. No hay respuestas correctas o incorrectas, ya que esta información tiene como propósito ayudarte a entender tu estilo de vida.

Échale un vistazo a las preguntas que siguen, luego piensa sobre lo que se requiere para que cada afirmación sea cierta y evalúa sinceramente si la afirmación es verdadera en tu caso. Responder "verdadero" no significa que siempre haces algo, sino que lo haces por lo menos 95% del tiempo o, para expresarlo de otra manera, por lo menos diecinueve de cada veinte veces.

CAMBIOS DE ESTILO DE VIDA A CONSIDERAR

1. Como y bebo pensando en la salud. ☐Verdadero ☐Falso

2. Hago ejercicio por lo menos cinco
   veces por semana. ☐Verdadero ☐Falso

3. Tomo todos mis medicamentos. ☐Verdadero ☐Falso

4. Tengo una fuente fija de atención
   de salud. ☐Verdadero ☐Falso

5. Evito el humo y otras sustancias
   tóxicas. ☐Verdadero ☐Falso

6. Duermo lo suficiente. ☐Verdadero ☐Falso

7. Tengo relaciones sanas. ☐Verdadero ☐Falso

8. Llevo un diario sobre mi salud. ☐Verdadero ☐Falso

9. Valoro mi vida espiritual. ☐Verdadero ☐Falso

10. Sé prestarle atención a lo que me
    dice el cuerpo. ☐Verdadero ☐Falso

Considera tus respuestas como la información que te ayudará a planear lo que puedes hacer para llevar una vida más sana. Si respondiste "verdadero" en algunos rubros, es motivo de celebración. Eso no quiere decir que te debes olvidar de ellos porque quizá sea buena idea afinarlos a fin de maximizar su impacto.

Los rubros que marcaste "falso" definen las oportunidades y desafíos. En general, no es nada nuevo el hecho que estos son pasos importantes para la salud y el bienestar. Estas diez afirmaciones son básicas para comprender lo que es beneficioso. El desafío es determinar, con cada afirmación, qué cambios debes hacer en tu vida para que la afirmación sea cierta en tu caso.

Después de leer las secciones a continuación, debes decidir qué medidas debes tomar. Piensa en un plan que funcione para ti. Mientras que algunas personas quizá quieran dedicarse a la vez a todas las respuestas que marcaron "falso," la mayoría se centrará en solo unos cuantos elementos. Lo ideal quizá sea comenzar con los rubros absolutamente necesarios del 1 al 4, pero en realidad el mejor punto de partida es donde estés lo más motivado posible para realizar los cambios que debes hacer. El Programa de 10 puntos está concebido contigo en mente porque tú escoges dónde comenzar y qué hacer. Lo difícil es lograr que el programa se convierta en parte de tu rutina diaria; se trata de cambiar tu estilo de vida; no se trata simplemente de un programa provisional. Al fin y al cabo, quieres disfrutar la vida entera.

1. COME Y BEBE PENSANDO EN TU SALUD

ES IMPORTANTE TENER UNA DIETA BALANCEADA Y CONSUMIR SUficientes calcio y vitamina D para mantener fuertes los huesos. En la mayoría de los casos, le digo a la gente que no se concentre en su peso sino simplemente en su salud. Cuando se trata del dolor y la inflamación de las articulaciones, el mensaje es diferente porque hay una relación más directa entre la severidad de los síntomas y el sobrepeso. Esto tiene sentido porque mientras menos peso deba soportar una articulación, menor la presión en las articulaciones de la cadera y rodilla. A un nivel fundamental, el exceso de peso aumenta la presión mecánica en las articulaciones. Y a mayor presión, más dolor.

También existe una relación directa entre tener sobrepeso y tener limitaciones en las actividades cotidianas. Por ejemplo, aunque es posible que personas de todos los tamaños tengan osteoartritis, las personas con sobrepeso tienen el doble del riesgo de tener osteoartritis y, para aquellas con obesidad, el riesgo se cuadruplica. Por eso en 2011, el CDC reportó que la tasa con la que se presenta la artritis (prevalencia) era de 29.6% entre las personas obesas, 19.8% entre las personas con sobrepeso y 16.9% entre las personas con un peso normal o bajo.

Lo bueno es que puedes comenzar por perder unas pocas libras. No es necesario que pierdas una cantidad enorme de libras para que se beneficien tus articulaciones. Es más, se ha demostrado que una pérdida moderada de peso de diez a doce libras o 5% de tu peso corporal reduce el dolor. Los beneficios de mantener un peso más saludable no se limitan a reducir el dolor en las articulaciones. Cuando adelgazan los adultos con osteoartritis y sobrepeso, también pueden reducir en casi 50% la probabilidad de morir prematuramente.

Bajar de peso y mantenerlo es un reto que se dificulta aun más en este caso, porque a menudo las personas con un diagnóstico de artritis tienen que moderar su actividad física. Según el CDC, el proceso para bajar y mantener un peso saludable es incluso más complejo para las personas con artritis, ya que su actividad física realmente está limitada. Esto significa que hay que encontrar nuevos métodos para bajar de peso y mantenerlo, que tomen en cuenta lo que la persona puede hacer físicamente, como también los recursos a su disposición para ayudarla con estos esfuerzos. Por ejemplo, aunque nadar es una buena actividad en muchos aspectos, pocas personas tienen acceso continuo a lugares donde pueden nadar. Es necesario identificar actividades que son adecuadas para las articulaciones y no requieren recursos específicos.

Dadas estas limitaciones, un buen punto de partida es reformular nuestra relación con la comida. No debemos pensar que comer es algo que hacemos conforme a un horario fijo sino más bien un aspecto de la vida que debe actualizarse para satisfacer las necesidades de las articulaciones. Trata de pensar en ti mismo y comprender el quién, qué, dónde, cuándo y por qué de tu alimentación. Analicemos estos factores y veamos las formas en que deben ayudarte a repensar tu forma de comer.

> **Quién.** Es importante comer con personas que apoyan tus hábitos sanos de alimentación. Las personas que se sientan a comer contigo deben respetar tu objetivo de comer sano. Al mismo tiempo, debes reconocer que no puedes exigir que los demás coman determinada comida; otras personas pueden optar por comer de una manera poco saludable.
>
> **Qué.** Un estudio reciente descubrió que se puede atribuir gran parte del aumento de peso a las papas fritas, papitas fritas y bebidas azucaradas. No es ninguna sorpresa. Con demasiada frecuencia, lo que comemos, sea en casa o en restaurantes, lo determina lo que hay disponible de manera rápida y fácil. Debemos pensar acerca de la comida y la forma en que la usará el cuerpo.
>
> **Dónde.** Todos los estudios indican que es importante comer en casa o llevar al trabajo comidas hechas en casa. Puede ser más fácil comer en un restaurante de

servicio rápido o comida rápida, pero cuando comes en casa tienes más control sobre lo que comes y cuánto comes.

Cuándo. Aunque tengas prisa en la mañana, tomar desayuno es la mejor manera de empezar el día. Además, para la mayoría de la gente, no es bueno comer tarde. Lo mejor para todos es comer en intervalos periódicos. Debes comer cuando quieres comer, no solo porque todos los demás quieren comer. El mejor hábito es servirte comidas pequeñas varias veces al día cuando tengas hambre, y solo comer hasta que te sientas satisfecho.

Por qué. Si comes porque te sientes triste o molesto, o solo porque hay cierta comida en casa, entonces debes detenerte y pensar primero. Debes recordar que necesitas comer alimentos saludables para mantenerte sano.

Para ayudarte a adelgazar, también hay que tener en mente las 3P de la alimentación saludable: placer, porción y proceso.

Placer

Piensa en lo que estás comiendo y cómo lo estás comiendo, disfruta los sabores, aromas y texturas, y averigua el valor nutritivo de los alimentos que estás consumiendo. No es bueno comer por inercia, sin pensar en la comida. Si siempre terminas de comer mucho antes que los demás, eso significa que estás comiendo demasiado rápido. Para tener un peso saludable necesitas tener en cuenta no solo las calorías, sino también pensar en el placer que te da consumir los alimentos. Si comes sin poner atención, entonces tu cuerpo no recibe el combustible que necesita para funcionar bien, y no vas a ser tan sano y la experiencia no va a ser tan placentera como debería.

De la misma manera, bebemos para rehidratar el cuerpo, que está compuesto mayormente de agua, y por eso es crucial tomar líquidos que sean beneficiosos. Las bebidas que nos deshidratan son perjudiciales para la salud, y las bebidas alcohólicas nos dan calorías sin ningún beneficio para la salud. De hecho, el consumo excesivo de bebidas alcohólicas puede llevar al *abuso del alcohol* (beber excesivamente, pero sin ser adictos) o al *alcoholismo* (tener los signos físicos de la adicción). En general, quienes corren el riesgo de volverse alcohólicos son:

- Hombres que toman quince o más bebidas alcohólicas por semana.
- Mujeres que toman doce o más bebidas alcohólicas por semana.
- Hombres o mujeres que toman cinco o más bebidas alcohólicas por ocasión, al menos una vez por semana.

Ten en cuenta que una bebida alcohólica es una botella de cerveza de doce onzas, una copa de cinco onzas de vino o un trago de una onza y media de algún licor fuerte. A veces, cuando pides un coctel, hay tres o cuatro medidas de alcohol en un vaso. De modo que un coctel puede equivaler a dos o tres bebidas alcohólicas. En lo que respecta al alcohol, observa con franqueza cuánto consumes.

Porción

La porción que te sirves debe ser apropiada para ti. A menudo, el concepto de porción es que "cuanto más grande, mejor", cuando en realidad, las porciones deben ser a la medida de la persona. En otras palabras, lo que es una buena porción para un joven físicamente activo es una porción demasiado grande para alguien mayor y más sedentario.

Con frecuencia, las porciones que sirven muchos restaurantes son demasiado grandes. Sin embargo, a menudo te sientes obligado a comerte toda la comida porque tú o alguien la pagó. Incluso cuando compras comida preparada, es importante leer lo que se considera una porción y la información nutricional en la etiqueta. Recuerdo haber comprado un paquete que tenía tres pedazos de plátanos horneados. Pueden imaginar mi sorpresa cuando leí que la información nutricional era por porción y que el paquete contenía cuatro porciones. La única manera de sacar cuatro porciones de tres plátanos era cortando una cuarta parte de cada plátano. La información nutricional era útil, pero me pareció que el empaquetado era engañoso.

Entonces, para determinar la porción adecuada a tus necesidades, debes basarte en varios factores:

1. *Con la edad, tu metabolismo se vuelve más lento, de modo que debes comer menos.* Si bien puede ser verdad que cuando eras joven comías mucho más y que ahora comes menos, el hecho es que para adelgazar debes disminuir lo que comes incluso más.

2. *Hay una relación directa entre tu nivel de actividad física y tus metas de peso.* Cuando haces más actividad física, debes aumentar tus porciones para mantener tu peso o comer lo mismo si quieres adelgazar. Cuando haces menos

actividad física, debes disminuir tus porciones para mantener tu peso y disminuirlas incluso más si quieres adelgazar.

3. *Simplemente porque te la sirven no quiere decir que te la tengas que comer toda.* Una buena estrategia es comer la mitad de la comida en tu plato y guardar el resto para el almuerzo o la cena. ¡Piensa que es una oferta de dos por uno! En cuanto al postre, en la mayoría de los casos, considéralo algo para compartir. Si estás en una fiesta de cumpleaños, no es necesario que digas, "No, gracias" o "no puedo comer pastel". En cambio, puedes decir, "Déjame probar un pedacito" y luego solo come un bocado. Lo más importante de todo es que consideres ese bocado tu primero y último. Disfrútalo.

4. *Debes ser sincero sobre la porción adecuada para ti.* No todos somos del mismo tamaño, y la porción que otra persona se sirve generalmente no es la adecuada para ti. Además, recuerda que solo porque te la sirvieron, costó caro, se hizo con amor solo para ti o cualquier otro tipo de anzuelo emocional que se use, no quiere decir que te la debes comer toda.

Si la porción que comes es la cantidad adecuada para ti, entonces tu peso se mantendrá igual; si comes un poquito menos, bajarás de peso, y si comes más de lo que necesitas, el cuerpo lo almacenará en lugares que preferirías que no lo hiciera.

Estar consciente del tamaño de las porciones es importante y tan crucial como cuando en efecto reconoces que estás lleno en vez de repleto. Piensa que "lleno" quiere decir estar satisfecho y "repleto" es estar atiborrado como un salchichón. Es bueno estar satisfecho, pero poco saludable estar repleto. El objetivo es saber cuál es la diferencia.

Ten en cuenta que el estómago y sistema digestivo tienen capacidad para mucha comida, o sea que la capacidad de tu estómago no debe determinar cuándo te sientes satisfecho. Imagina lo que pasa en el estómago de las personas que participan en concursos de glotones. Algunas comen más de cincuenta salchichas en menos de diez minutos. El desafío es saber cuándo has comido suficiente y luego detenerte. En la mayoría de los casos, tu capacidad de consumir comida es superior a lo que es saludable para ti. El control de porciones requiere saber qué es lo correcto para ti; esto quiere decir que dejas de comer cuando sabes que has consumido suficientes nutrientes.

Proceso
Ahora sabemos que si bien es importante tener en cuenta las calorías, esto es apenas parte del problema. Los estudios científicos están comenzando a revelar que cuanto más procesada es la comida, menos te llenará o satisfará. Quizá incluso estimule nuestros antojos, lo que dificulta que pensemos que hemos consumido suficiente. A menudo no está claro qué parte de la elaboración es la menos saludable, pero eso no es tan importante como saber que debes comer menos alimentos procesados.

Las personas con ciertas enfermedades, especialmente gota, tienen que modificar su alimentación de manera muy específica. Para la mayoría de nosotros, la manera más simple de controlar el consumo de comidas procesadas es evitarlas. Lo más saludable es comer *alimentos de color pardo* (arroz integral, fideos de trigo integral, panes de grano integral y, sí, chocolate amargo de vez en cuando), *comer una variedad de alimentos de color vivo* (comer cosas verdes, amarillas, rojas y anaranjadas significa disfrutar de una variedad de vegetales y frutas, como col rizada, plátanos, tomates, aguacates, chiles y verduras), evitar *lo blanco* (azúcar, sal, grasa, pan blanco, arroz blanco y papa blanca) y agregar un poco de carne, pollo o pescado.

Comer saludable significa disfrutar lo que comemos porque es bueno para nosotros.

2. HAZ QUE EL EJERCICIO SEA PARTE DE TU VIDA

PARA ESTAR SANOS, ES NECESARIO QUE HAGAMOS MÁS ACTIVIDAD. Los estudios han demostrado que las personas que pasan sentadas demasiado tiempo durante el día tienen mayor probabilidad de morir prematuramente. Todos sabemos que el movimiento es bueno, pero ¿cómo poner eso en práctica si es un hecho que el dolor articular que caracteriza a la artritis puede hacer que el movimiento sea doloroso? El objetivo es descubrir el tipo de movimiento que puedes hacer y hacerlo con la mayor frecuencia posible, durante el mayor tiempo posible. Los estudios indican que aumentar la fortaleza de los músculos alrededor de la articulación puede disminuir el dolor. Por ejemplo, caminar es una manera fabulosa de incorporar la actividad en tu vida.

Según las Pautas de actividad física para los estadounidenses (Physical Activity Guidelines for Americans), los objetivos semanales para los adultos son por lo menos:

- Ciento cincuenta minutos de actividad aeróbica de intensidad moderada (caminar a paso ligero) y dos o más días de ejercicios de fortalecimiento para todos los principales grupos de músculos (piernas, caderas, espalda, abdomen, pecho, hombros y brazos); o
- Setenta y cinco minutos de actividad aeróbica de intensidad vigorosa (trotar o correr) y dos o más días de ejercicios de fortalecimiento para todos los principales grupos de músculos (piernas, caderas, espalda, abdomen, pecho, hombros y brazos); o
- Una combinación de actividad aeróbica moderada y vigorosa, y dos o más días de ejercicios de fortalecimiento para todos los principales grupos de músculos (piernas, caderas, espalda, abdomen, pecho, hombros y brazos).

Poner en práctica estas pautas como parte de la actividad cotidiana de una persona con limitaciones requiere ser creativo y pensar en la actividad física de una manera nueva. Comienza por percatarte de que si agregas algo adicional a tu día ese acto de por sí es más de lo que hacías antes. Y cuanto más movimiento, mejor.

Si hacer más es bueno, entonces el movimiento acertado es incluso mejor. Esto significa que ya tienes una buena noción de lo que puedes y no puedes hacer. Si sientes dolor, no puedes ejercitar esa parte del cuerpo, pero es posible que puedas hacer otra actividad. Por ejemplo, cuando te duele la rodilla, quizá puedas concentrarte en el torso o hacer más movimientos de estiramiento y relajamiento. Quizá incluso quieras probar algo nuevo como taichi. Los estudios han indicado que los ejercicios de taichi pueden mejorar tu calidad de vida, estado anímico e incluso la percepción de tu capacidad de ejercicio. Puedes encontrar recursos para ayudarte a hacer que el movimiento sea parte de tu vida cotidiana en las páginas 118–119.

El mejor programa de ejercicio es el que cumples. Entonces, para hacer más ejercicio y hacerlo de manera sensata, estas son algunas cosas que debes recordar.

1. **Averigua lo que puedes hacer.** Habla con tu proveedor de servicios de salud acerca de cualquier recomendación que pueda tener respecto a lo que debes o no debes hacer.

2. **Comienza donde estés.** Es bueno iniciar tu plan en la etapa en la que estás ahora en términos de actividad física y esfuerzo. No comiences tu programa de ejercicio donde estabas la última vez que hiciste deporte ni te bases en lo que recuerdas que podías hacer en algún otro momento de tu vida. Tu capacidad de hacer ejercicio cambia con el tiempo, y debes ser realista acerca de lo que puedes y no puedes hacer.

3. **Comienza lentamente.** No es bueno excederte porque si lo haces, es probable que te lesiones. Si tu objetivo es caminar una milla, comienza por caminar una cuadra; si quieres poder tocarte los dedos del pie, comienza por tocarte las rodillas. El progreso lento es el mejor porque te da la oportunidad de aumentar tu capacidad con el tiempo.

4. **Evita el dolor.** No es bueno seguir si el ejercicio te produce dolor o ardor. Si lo haces, terminarás por

lesionarte. Si sientes dolor cuando estás parado, haz ejercicio sentado. Puedes realizar muchos movimientos cuando estás sentado.

Cuando fui al ortopedista, me dijo que tenía artritis en la rodilla. Me sugirió que tomara ibuprofeno de venta libre. Para mi gran sorpresa, también dijo que debía estirar las pantorrillas y muslos porque estaban demasiado agarrotados por permanecer sentado todo el día. Parece que la artritis en la rodilla se agrava cuando no estiras los demás músculos a su alrededor. Por lo tanto, todas las mañanas antes de levantarme de la cama, alzo cada pierna veinte veces. Realmente ayuda. —Marcos

5. **Los ejercicios son buenos para todo.** Los ejercicios son beneficiosos para el corazón, los huesos (también están vivos), las articulaciones y los músculos. Todas estas partes trabajan juntas para mantenerte sano y activo. Desafortunadamente, no hay un ejercicio que por sí solo sea perfecto para todas las personas y las enfermedades. Debes encontrar ejercicios que puedes hacer, del tipo aeróbico (buenos para el corazón), ejercicios de fortalecimiento (como actividades soportando peso) y ejercicios que aumentan la flexibilidad (para que puedas moverte fácilmente). Tanto hombres como mujeres necesitan estos tres tipos de ejercicio. El estiramiento es esencial para mantener la flexibilidad. No hay necesidad de

equipo elaborado ni gimnasios caros. Las bandas elásticas son artículos de bajo costo que te ayudan a estirarte. Incluso puedes usar toallas. La clave es comenzar poco a poco y estirarte gradualmente. Si no sabes qué ejercicio es bueno para la artritis, pregúntale a tu proveedor de servicios de salud.

6. **No hagas comparaciones.** No te compares con nadie que conozcas o veas. Debes concentrarte en los objetivos que fijes para ti mismo. Eso te mantendrá motivado. Cuando ves a otra persona haciendo ejercicio, solo ves el resultado y no la preparación que puede haberla llevado a ese punto. Eres quien eres, y el hecho de que hagas más ejercicio es formidable.

7. **No saltes.** Los ejercicios aeróbicos de alto impacto que eran populares en la década de los ochenta causaron muchas lesiones que las personas solo sintieron de mayores. Para algunas personas con artritis, los aeróbicos de bajo impacto (esto generalmente significa que mantienes por lo menos un pie en el piso) les ofrecen un nivel de ejercicio seguro para las articulaciones y el necesario para el corazón. Otros quizá prefieran los movimientos de bajo impacto que no afectan las articulaciones como la natación, el ciclismo, el taichi o el yoga moderado.

8. **Los pies son la clave.** Ponte zapatos con amortiguación y, en algunos casos, tal vez te convenga agregar plantillas que atenúen el peso.

Esto ayuda a que el movimiento sea más fácil y menos doloroso.

9. **Debes saber cuándo parar.** Aunque tengas un plan que estás siguiendo diligentemente algunos días, es posible que necesites darte un descanso. El propósito del ejercicio no es continuar haciéndolo hasta que estés exhausto o te lesiones, sino más bien, establecer un patrón que aumente tu fuerza, flexibilidad y resistencia.

10. **Haz las cosas con intensidad y alegría.** Hagas lo que hagas, debe ser algo que disfrutes. Es difícil apegarte a un programa si no te gusta. Algunas personas descubren que planear hacer ejercicio con otras personas hace que se ciñan a su plan de ejercicio, mientras que otras prefieren hacer ejercicio solas. Prueba y explora nuevas actividades que no requieran una inversión inicial.

Lo que sabemos es que para las personas con osteoartritis, el simple caminar tiene resultados positivos. No solo podrán recorrer distancias más largas gradualmente, sino que poco a poco también sentirán menos dolor.

3. TOMA TUS MEDICAMENTOS (DE VENTA LIBRE Y VENTA CON RECETA)

EL TRATAMIENTO PARA LA ARTRITIS GENERALMENTE ES UNA combinación de pasos que debes dar el resto de tu vida: hacer ejercicio y tomar medicamentos. A medida que tu salud cambie, es posible que los medicamentos que tomas también cambien. Para ayudarte a recordar cuándo tomar tus medicamentos y si ya los tomaste, es bueno establecer una rutina fácil de seguir. Si vives con otras personas, es bueno que conozcan tu rutina para que puedan apoyar tus esfuerzos de tomar fielmente tus medicamentos. También ayuda tener una lista de tus medicamentos en un lugar de fácil acceso y saber qué apariencia tienen, cuándo se supone que los debes tomar y cualquier instrucción especial que te ayude. Asegúrate de mencionarle a tu proveedor de servicios de salud todos los medicamentos que estás tomando, incluidos los de venta libre, como también medicamentos, suplementos e infusiones herbales.

Cuando recibas tus medicamentos asegúrate de leer la información en la etiqueta y cualquier documento adicional que se incluya. Si no comprendes las instrucciones, debes hablar con el farmacéutico o tu proveedor de servicios de salud. Es mejor pedir explicación adicional que tomar tus medicamentos de manera incorrecta y que no produzcan los resultados deseados.

4. TEN UNA FUENTE FIJA DE ATENCIÓN MÉDICA

LOS HOMBRES Y MUJERES HISPANOS SON LAS PERSONAS CON menos probabilidades de tener una fuente fija de atención de salud. Es algo que debemos cambiar porque los exámenes médicos rutinarios son esenciales para preservar la salud. Las citas periódicas también son para evaluar en qué medida el medicamento está surtiendo efecto y hacer otras recomendaciones para que te sientas mejor. Según el tipo de artritis que tengas, puedes tener un proveedor de servicios de salud o un equipo de proveedores. La frecuencia de tus citas con tu proveedor de servicios de salud se establecerá en una conversación que tengas con este, para que pueda vigilar continuamente cómo te sientes.

Consultar con tus proveedores de servicios de salud significa que también debes sentirte cómodo con ellos para hablar abiertamente sobre cómo te sientes y cómo te va. Me sorprende el número de personas que me dicen que a veces no quieren ir donde sus proveedores de servicios de salud porque no quieren decirles lo mal que se sienten. Debes sentirte en plena libertad de hablar con tu proveedor de servicios de salud. Esto significa que debes tener la seguridad de que tu proveedor te escucha. Si no te sientes cómodo con tu proveedor de servicios de salud, piensa seriamente en buscar otro.

Con la edad, lo más probable es que, además de la artritis, tengas otras dolencias. Debes saber que tu proveedor de servicios de salud toma en consideración tu salud en general, no una enfermedad aislada sin tener en cuenta el resto de tu salud.

5. EVITA EL HUMO Y OTRAS SUSTANCIAS TÓXICAS

SABEMOS QUE LAS PERSONAS QUE FUMAN TIENEN MAYOR PROBA-bilidad de tener artritis reumatoide. Cuando fumas, estás exponiendo a todas las células del cuerpo a una sustancia dañina conocida. Ten en cuenta que el tabaco ingresa al cuerpo si tú fumas (humo de primera mano), si alguien cerca de ti fuma (humo de segunda mano) o incluso cuando hueles el humo de cigarro en algún objeto, persona o habitación (humo de tercera mano). Hay muchas otras sustancias químicas que no se deben inhalar. Muchas de ellas reciben el nombre de compuestos orgánicos volátiles (VOC, por sus siglas en inglés) y son liberadas por productos de limpieza, pesticidas, materiales de construcción, pintura, alfombras nuevas, fotocopiadoras e impresoras, líquidos correctores y papel para copias sin carbón.

El motivo por el cual estas sustancias químicas son peligrosas está relacionado con el funcionamiento del cuerpo. Durante la respiración, la función de los pulmones es llevar oxígeno fresco a los glóbulos rojos, que luego se trasladan por todo el cuerpo llevando nutrientes a cada célula. Cuando lo que respiras es dañino, eso es lo que los glóbulos rojos llevan a todas las células del cuerpo.

Por muchos motivos, es bueno reducir nuestra exposición a sustancias químicas tóxicas y dañinas. Aunque algunas de ellas quizá no te maten de inmediato, la mayoría causa daños a largo plazo que apenas estamos comenzando a comprender. A medida que aumenta nuestra capacidad de cuantificar la presencia de estas sustancias, estamos enterándonos de que cantidades minúsculas (veinte partes por mil millones o menos) pueden alterar nuestro sistema endocrino y afectar el sistema inmunitario.

Si fumas, por lo menos busca ayuda para poder dejar de hacerlo. Si alguien que conoces fuma, apoya sus esfuerzos por dejar de hacerlo y apártate cuando esté fumando.

6. DUERME LO SUFICIENTE

Así como necesitamos hacer ejercicio y mantenernos activos, también debemos asegurarnos de dormir lo suficiente. Mucha gente piensa que el sueño es una actividad pasiva que no tiene una función importante. Pensamos en el sueño como algo que debemos hacer, pero a menudo nos perjudicamos nosotros mismos al creer que siempre podemos recuperar horas de sueño más adelante. Y aunque esto es posible en cierta medida, hay limitaciones debido a la función esencial que el sueño desempeña con respecto a nuestra salud en general.

Los resultados de los estudios son claros: el sueño es necesario para que el cuerpo funcione bien. Cuando las personas no duermen lo suficiente con regularidad, reducen no solo su capacidad de concentración y atención, sino que también afectan el funcionamiento del cuerpo. Esto se debe a que cuando duermes, el cuerpo produce hormonas que ayudan a regular todos los aspectos de tu actividad.

Apenas estamos empezando a entender la función del sueño. Hay gente que piensa que si duerme menos y es activa, bajará de peso. Los datos indican exactamente lo contrario. En la mayoría de personas, dormir cuatro o cinco horas hace que aumenten de peso.

El número de horas que necesitas dormir se basa en lo que necesitas personalmente. Aunque otros miembros de tu familia necesiten ocho horas de sueño, es posible que tú necesites más o menos. Además, la cantidad de sueño que necesitas cambia con el tiempo. El recuadro a continuación tiene pautas sobre cuántas horas de sueño necesitan las personas, según la edad.

NIVEL DE SUEÑO NECESARIO POR EDAD

EDAD	*HORAS NECESARIAS DE SUEÑO*
Hasta 2 meses	12–18 horas
3–11 meses	14–15 horas
12–36 meses	12–14 horas
3–5 años de edad	11–13 horas
5–10 años de edad	10–11 horas
10–17 años de edad	8.5–9.25 horas
18 y mayor	7–9 horas

Fuente: Página de Internet de la Fundación Nacional del Sueño (National Sleep Foundation)

La importancia de un horario habitual de sueño se basa en el hecho de que el cuerpo funciona con un ciclo de veinticuatro horas.

Es posible que se altere el sueño de las personas con dolor artrítico. Según un estudio de la Fundación para la Artritis (Arthritis Foundation), en una encuesta de novecientas personas con artritis, 30% tenía dificultad para dormir debido a la artritis. El estudio indicó que es esencial que esas personas mejoren su calidad de sueño. Para minimizar los trastornos del sueño, se recomienda programar los medicamentos para que sientas menos dolor cuando estés durmiendo.

Hallazgos recientes indican que es muy importante la cantidad de luz a la que estás expuesto entre el atardecer y la hora de acostarte. Al parecer, la luz artificial de las pantallas (televisores, computadoras, videojuegos, teléfonos celulares, etc.), especialmente durante la hora previa a acostarse, altera la producción de hormonas asociadas con el sueño y los ritmos circadianos.

Entre las cosas que puedes hacer para mejorar tu calidad de sueño, combinando las sugerencias de la National Sleep Foundation y la Arthritis Foundation, están:

- Programar los medicamentos para que hagan efecto cuando duermes y reduzcan el dolor.
- Tener un horario regular para acostarte y despertarte. Tener horarios diferentes entresemana y los fines de semana puede empeorar los trastornos del sueño.
- Controlar la luz en tu ambiente. Más luz te despierta y menos luz te adormece.
- Realizar actividad física con regularidad, lo cual mejora el sueño.
- Eliminar la estimulación para crearte un "lugar para dormir". Este lugar debe estar libre de distracciones del trabajo, televisores, computadoras, etc. Crear este ambiente puede ser tan simple como taparte los ojos y usar tapones de oídos.
- Crear un espacio al lado de tu cama o debajo de ella donde puedas guardar lo que necesitas para relajarte. Pueden ser libretas para apuntar tus pensamientos o analgésicos en caso de que sientas dolor.

- Cuando se acerque la hora de dormir, evitar todos los productos con cafeína, incluido el café, té, chocolate o bebidas energéticas.
- Para algunas personas es importante tener un ritual a la hora de acostarse a fin de prepararse para dormir. Esto varía mucho según la persona. Algunas lo logran al rezar antes de acostarse y otras al leer unas cuantas páginas de un libro o revista.

Cuando duermes bien, eso te ayuda a reducir los síntomas de la artritis. Según la Arthritis Foundation, "Una noche de sueño reparador puede ser un aspecto integral del tratamiento de la artritis".

7. CULTIVA RELACIONES SANAS

Todos estábamos reunidos en un simpático *brunch* el domingo. Cuando llegó la tostada que Alicia había pedido, su esposo Roberto le preguntó si quería que untara mantequilla en su tostada. Me pareció un gesto muy cariñoso de su parte. Más tarde, Alicia me dijo que era más que un gesto de cariño. Roberto se lo preguntó porque sabía que a ella le gusta la tostada con mantequilla y que no podía untársela ella misma. Alicia agregó, "Y también tiene que cortarme la carne".
—Melissa

LA ARTRITIS ES UNA ENFERMEDAD CRÓNICA QUE TÚ DEBES APRENDER a sobrellevar. Sin embargo, habrá ocasiones en que necesitarás la ayuda de las personas a tu alrededor. En esos casos tendrás que pedir apoyo y debes hacerlo de manera que preserve tu autoestima, reduzca el estrés y no sea una carga para otros. Esto significa que es necesario que tengamos relaciones sanas. La clave es esforzarse por tener relaciones en las que existe un equilibrio y en las que cada persona se siente valorada y capaz de contribuir a la relación. El bienestar mental y la eliminación de estrés ayudan a reducir el dolor y malestar, y refuerzan el sistema inmunitario.

Los siguientes factores son componentes importantes para promover las relaciones sanas que son esenciales para nuestra salud en general.

Autoestima

Todo empieza contigo. La forma en que te percibes a ti mismo es importante para el tipo de relaciones que tienes. Si tienes un exceso o una falta de autoestima, tus relaciones se distorsionan y sufren. Tener una autoestima sana significa que te valoras por lo que eres y no dices cosas negativas sobre ti mismo ni eres arrogante. Cuando tienes una autoestima sana, sabes que está bien pedirles ayuda a los demás. Esto puede ser difícil para algunos de nosotros porque estamos acostumbrados a hacer todo nosotros mismos y por los demás. Cuando dos personas tienen una autoestima sana, ambas saben cómo decirse "sí" una a la otra y también cómo decirse "no".

Esto es muy importante cuando tienes artritis, ya que es necesario aprender que a veces pedirles ayuda a otras personas no es problema. El desafío es hacerlo de una manera que preserve tu autoestima.

Equilibrio

Las relaciones sanas requieren equilibrio para que exista una reciprocidad general de dar y recibir, y para que ninguna persona se sienta que abusan de él o ella o se sienta abrumada. El error que se comete a menudo en la interpretación de "equilibrio" en una relación sana es que se debe dividir todo a la mitad. El hecho es que ninguna relación puede cumplir al milímetro con eso porque en diferentes momentos, varían las necesidades y los recursos de cada persona. En ciertos casos, una persona debe dar 90% y en otros, la otra persona tiene que dar 90% porque la situación es diferente. El objetivo es que en *promedio* se dé y reciba en partes iguales. Por eso en las relaciones sanas hay que encontrar un equilibrio para que ninguna persona se sienta agobiada. Hacerlo es difícil y requiere que la comunicación sea abierta y franca.

Lo bueno es que hacer algo con una pareja es mejor que sobrellevarlo solo o incluso simplemente hacer que lo hagan por uno. Un estudio financiado por NIAMS en la Universidad Duke examinó formas de reducir el dolor de la osteoartritis. Probaron tres intervenciones diferentes: enseñarles ejercicios individualmente a las personas con osteoartritis, entrenarlas sobre formas de controlar el dolor con la asistencia del cónyuge o una combinación de ambas. Los resultados indicaron que con la combinación de ambas, las mejoras fueron mayores que las que se podían lograr con cualquiera de las intervenciones por sí solas.

A veces, cuando a una persona se le diagnostica una enfermedad, cambia la fórmula en la que se basa la relación. El desafío es conversar sobre cómo cambia la dinámica y si hay necesidad de reconfigurar la relación. Esto debe ser un proceso continuo, con ajustes a lo largo del camino. Puede significar que debes buscar diversos tipos de ayuda a fin de reorganizar tu vida de manera que se altere lo menos posible. Quizá también tengas que buscar ayuda profesional para varios asuntos.

Volver a encontrar el equilibrio

Sara dejó en claro que el aspecto más difícil de la artritis de Miguel era que él sabía que ya no podía trabajar. Llevaban casados varias décadas y habían ahorrado y hecho planes para el futuro. Pero ahora que Miguel no podía trabajar, Sara no podía jubilarse como había planeado. Tendría que trabajar muchos años más. —Jane

8. LLEVA UN DIARIO SOBRE TU SALUD

LA VIDA ES MUY AJETREADA Y, CON DEMASIADA FRECUENCIA, hasta es difícil estar al tanto de cumpleaños y aniversarios. Sin embargo, para gozar de la mejor salud posible, debes hacer un seguimiento sistemático de tu salud. La atención médica ha cambiado, y debes ser tú quien interceda por tu salud. Eso significa que debes estar bien informado sobre tu historia clínica y enfermedad. Si tienes la dicha de contar con alguien que defienda tus intereses en cuestiones de salud, es una gran cosa. Independientemente de si lo haces para ti u otra persona, es bueno documentar todo por escrito. Demasiadas veces, cuando dependemos solamente de nuestra memoria, las descripciones no son tan exactas como deberían ser.

Ya que la atención médica cada vez se adapta más al individuo, debes proporcionarle a tu proveedor de servicios de salud la información más precisa acerca de cómo te has estado sintiendo. Si bien la implementación de historias clínicas electrónicas está evolucionando y algún día llegaremos al punto en que los consumidores podrán agregar su información para su acceso instantáneo, aún no hemos llegado a ese punto. Por lo pronto, debes tomar apuntes de cómo te sientes. La tercera parte de este libro te da ciertas herramientas para ayudarte a apuntar tu información. También puedes usar las aplicaciones de tu teléfono inteligente (los llamados *smartphones* en inglés) si tienes uno para ayudarte a consolidar tu información. Lo importante es que lleves un diario de salud. La información exacta sobre ti es clave para que tu proveedor de servicios de salud tome decisiones acertadas.

9. VALORA TU VIDA ESPIRITUAL

NO TENEMOS IDEA DE LA FORMA EN QUE LA VIDA ESPIRITUAL usa vías biológicas para hacer que gocemos de mejor salud. No obstante, lo que los estudios indican es que es un componente importante para nuestra salud. Esto es particularmente cierto cuando la fe está arraigada en los conceptos de amor y perdón.

Aunque ha habido estudios importantes acerca del papel de la religión o espiritualidad para sobrellevar la enfermedad, por lo general la conclusión es que se recomiendan estudios adicionales. Parte del problema es que es difícil definir lo que significa una vida religiosa o espiritual, de manera que se pueda cuantificar uniformemente.

Ya que la oración tiene un efecto de relajación o consuelo en algunas personas, también es probable que estos sentimientos positivos tengan un impacto en el sistema inmunitario y endocrino. Es posible que en el caso de algunas personas, la vida espiritual active estos sistemas de manera beneficiosa para la salud.

10. ESCUCHA LO QUE TE DICE TU CUERPO

CUANDO TIENES ARTRITIS, DEBES APRENDER A ESCUCHAR DETEnidamente lo que te dice el cuerpo. El desafío es no solo saber qué hacer con la información, sino también hacerlo efectivamente. El dolor es un indicio muy claro de que algo no anda bien y es una señal que no se debe pasar por alto. Cuando tienes dolor piensas sobre (1) cómo aliviarlo y (2) qué lo puede haber causado.

Debido a los muchos factores que tienen un impacto en cómo te sientes, llevar un diario de salud puede ayudarte a identificar los factores que te afectan y averiguar sobre la forma en que tus medicamentos te ayudan. Quizá cuando examines tu salud de manera más objetiva puedas ver la relación entre el inicio del dolor y lo que estás haciendo.

Sigue adelante

El Programa de 10 puntos es un buen comienzo porque es una manera de conceptualizar tu vida y especialmente la artritis, no como un incidente aislado sino como algo que requiere continuos ajustes en varios aspectos de la vida. Nadie puede estar en perfecto estado de salud, pero podemos gozar de buena salud. Este programa es para que tu vida sea mejor, y el mejor momento para comenzar es ahora mismo.

Ten en cuenta que es posible que algunos días no estés tan concentrado en tu bienestar como deberías estarlo y que no hay problema con eso, siempre y cuando al día siguiente puedas volver a concentrarte en mejorar tu salud. Acuérdate de que avanzar requiere tiempo, pero que las recompensas son muchas.

Segunda parte

SOLO LOS HECHOS

Sɪ ᴀ ᴛɪ ᴏ ᴀʟɢᴜɪᴇɴ ǫᴜᴇ ᴄᴏɴᴏᴄᴇs ʟᴇ ᴅɪᴀɢɴᴏsᴛɪᴄᴀɴ ᴀʀᴛʀɪᴛɪs, debes averiguar toda la información posible para que puedas comprender mejor esta afección. Además, a veces una persona puede tener más de una enfermedad que esté causando la artritis. Por ejemplo, alguien puede tener osteoartritis y artritis reumatoide a la vez. Por esta razón es bueno saber todo lo posible sobre esta enfermedad y hacer preguntas.

Para que estés mejor informado, esta sección explica las principales enfermedades reumáticas y los diferentes tipos de tratamiento que se recetan con mayor frecuencia. Ten en cuenta que en la mayoría de los casos no es suficiente un solo examen para determinar si tienes una enfermedad específica. El diagnóstico se basa en toda la información que está disponible, lo que incluye tu historia médica, los resultados del examen físico, exámenes y procedimientos de laboratorio, y en algunos casos, diferentes tipos de captación de imágenes. A menudo se requiere más de una cita médica para lograr un diagnóstico preciso de una enfermedad. Además de las usuales pruebas de sangre, tu proveedor de servicios de salud puede solicitar que te sometas a algunas de las siguientes pruebas de sangre especiales para la artritis:

- **Prueba de AAN (prueba de anticuerpos antinucleares).** Las personas con enfermedades que afectan los tejidos conectivos, especialmente lupus u otras enfermedades autoinmunes, a menudo producen anticuerpos antinucleares. Si bien la información de esta prueba es útil, puede llevar a un diagnóstico equivocado pues hay quienes no tienen estas enfermedades y tienen el anticuerpo.

LA GUÍA DE *BUENA SALUD*® SOBRE LA ARTRITIS Y TU VIDA

- **CCP (anticuerpo contra el péptido cíclico citrulinado o anti-CCP, por sus siglas en inglés).** Este examen ayuda a determinar si la persona está en una fase temprana de un tipo más agresivo de artritis reumatoide. Es acertado para 70% de las personas que padecen esta enfermedad.
- **Complemento.** Se le llama complemento a un grupo de proteínas que te protegen de infecciones. Las personas que tienen lupus activo tienen un nivel bajo de estas sustancias en la sangre.
- **Tasa ESR (tasa de sedimentación de eritrocitos, velocidad de sedimentación globular (VSG) o ESR, por sus siglas en inglés).** Una tasa alta usualmente indica que hay inflamación. Se ve inflamación en muchas formas de artritis, como la artritis reumatoide, la espondilitis anquilosante, lupus y esclerodermia.
- **Factor reumatoide (FR).** Cuando se encuentra este factor en gente que tiene artritis reumatoide, usualmente indica un caso más agresivo. Si bien la mayoría de los pacientes con artritis reumatoide tienen este factor, también lo tienen personas que no tienen esta enfermedad o tienen otra.

Además de estas pruebas de sangre, tu proveedor de servicios de salud puede querer examinar el líquido sinovial de tus articulaciones y observar los glóbulos blancos, microbios y otras partículas que pueda encontrar allí. Este procedimiento se denomina punción articular (artrocentesis). Tu proveedor de servicios de salud anestesia la articulación y luego, usando una aguja delgada, extrae un poco del líquido sinovial.

Tu diagnóstico ayudará a determinar cuál es el mejor plan de acción para ti. Para la mayoría de las enfermedades reumáticas hay un tratamiento, pero no hay cura. Las únicas excepciones son, en casos de diagnóstico temprano, la artritis infecciosa y la enfermedad de Lyme. La mejor manera de cuidarse es mantenerse informado y activo.

∿ Enfermedades reumáticas

Osteoartritis (OA)

¿Qué pasa?

Tienes osteoartritis cuando tras una serie de eventos, el cartílago en tu articulación ya no puede servir como almohadilla y permite que los huesos se deslicen fácilmente uno sobre el otro cuando te mueves. En lugar de eso, lo que sucede es que el cartílago se fracciona y desintegra, lo cual crea roce entre los huesos y estos se desgastan. El resultado es inflamación y dolor. Con el tiempo, algunos fragmentos de hueso penetran en la articulación (espolones óseos u osteofitos). A medida que empeora la enfermedad, la articulación puede perder su forma normal.

La osteoartritis (OA) es la enfermedad reumática más común que causa inflamación de la articulación, y en 2011, afectó a 27 millones de personas. A diferencia de otras enfermedades que producen dolor articular, no afecta los órganos internos ni otras partes del cuerpo. Se presenta con frecuencia en ancianos, pero se puede presentar en niños también. Hasta los cuarenta y cinco años, el diagnóstico de OA es más frecuente en hombres, pero después, el diagnóstico en mujeres es más común. Tanto las mujeres como los afroamericanos tienen mayores probabilidades de tener OA en la rodilla.

A mayor edad, mayor probabilidad de padecerla. Entre los mayores de sesenta y cinco años, 37% padece de OA de la rodilla. Es importante señalar que la osteoartritis no se presenta necesariamente con la edad. Los principales factores de riesgo de OA son: factores genéticos (hay familias en que la OA se presenta a temprana edad, sin otros factores de riesgo), sobrepeso u obesidad (el riesgo aumenta a medida que aumenta el peso), vida sedentaria y lesión significativa. Se puede presentar OA debido a uno solo de estos factores, pero si hay varios de estos factores de riesgo, es más probable que se presente la OA antes y de manera más severa. Asimismo, hay personas que tienen OA que nunca tuvieron una lesión. El riesgo de OA es multifactorial, y ninguno de los factores es absoluto. La OA es una enfermedad que debe tomarse muy en serio porque si se desatiende, el resultado puede ser no solo menor capacidad de movimiento, sino deterioro de la salud en general.

Una importante investigación en Inglaterra con 1,163 sujetos mayores de treinta y cinco años encontró que las personas con OA de la cadera o rodilla tenían mayor probabilidad de morir prematuramente de todas las causas de mortandad que la población en general.

CAUSAS Y PREVENCIÓN

La mayoría de veces, la OA se debe al progresivo desgaste de articulaciones causado por una tendencia heredada a tener cartílagos débiles, además de sobrepeso, falta de actividad física o lesiones en las articulaciones. En algunas personas, su trabajo puede causar repetido estrés en las articulaciones, y deben encontrar la manera de hacer su trabajo de una manera diferente. Para otras, lesiones pasadas producen OA en periodos posteriores de su vida. Las personas que hacían mucha actividad física de jóvenes y tuvieron lesiones en las rodillas, cadera, hombros, manos, pies o espalda, de mayores desarrollan OA en esas articulaciones que pensaron que habían sanado.

En la mayoría de los casos, la osteoartritis se presenta en manos y rodillas. La cadera es otra parte donde se presenta la OA. Las mujeres tienen mayor probabilidad de tener osteoartritis en las manos si su madre o abuela también la tenía. Esto indica que al menos para la osteoartritis de las manos, es posible que haya ciertos factores genéticos a considerar.

A fin de evitar la OA, puedes hacer tres cosas. En primer lugar, si tienes sobrepeso, trata de adelgazar todo lo que puedas. No se trata de apariencia, sino de la mecánica de las articulaciones. El peso excesivo crea más presión, que a su vez incrementa el roce entre los huesos, lo que solo empeora con el tiempo. Cada libra extra de peso significa tres libras de presión en la articulación de la cadera y cuatro libras en la articulación de la rodilla. En segundo lugar, que el movimiento sea parte de tu vida. Es importante mantener la flexibilidad de la articulación tanto como sea posible haciendo ejercicios de estiramiento y fortalecimiento y realizando la mayor actividad física posible. Debes hablar con tu proveedor de servicios de salud sobre los tipos de ejercicio que debes ser capaz de hacer. Finalmente, cuando tengas dolor o estés lesionado, protege la articulación inmediatamente. El dolor es la manera en que las articulaciones te dicen que dejes de hacer lo que estás haciendo. Si no paras de hacer lo que te está causando dolor, seguirás haciéndote daño. Lo peor que puedes hacer si estás practicando algún deporte es tratar de aguantar el dolor. Esto puede parecerte lo correcto "para tu equipo", pero las consecuencias negativas para ti y tu familia pueden durar el resto de tu vida.

¿*Tengo un problema?*

A veces sientes dolor en las articulaciones y sabes que lo que necesitas es descansar para que el dolor se vaya. Otras veces, sientes rigidez en las articulaciones, y te duelen, pero el dolor no se va, por lo tanto, lo mejor es consultar con tu proveedor de servicios de salud. Según el Instituto Nacional de Artritis y Enfermedades Músculo-Esqueléticas y de la Piel (National Institute of Arthritis and Musculoskeletal and Skin Diseases o NIAMS, por sus siglas en inglés) y expertos en artritis, los síntomas de la osteoartritis son:

- **Dolor.** El uso de la articulación hace que empeore, y el descanso proporciona alivio. El dolor también puede cambiar si el clima es húmedo, lluvioso o frío, por eso las personas con artritis parecen meteorólogos capaces de pronosticar si viene una tormenta.
- **Rigidez.** Tras estar en una posición por mucho tiempo, la articulación se siente rígida. Esto incluye sentarse o levantarse de la cama. La rigidez es de corta duración: menos de treinta minutos.
- **Hinchazón.** La articulación que te duele también está hinchada. La hinchazón a menudo se debe a espolones óseos alrededor de las articulaciones.
- **Sonido.** Cuando mueves la articulación, escuchas el roce de huesos.

La osteoartritis puede causar el deterioro de la articulación hasta tal punto que te será imposible moverte por ti mismo debido a la severidad del dolor. Esto es más probable cuando tienes osteoartritis en la espalda (cuello y columna vertebral), rodillas o caderas. La incapacidad de moverte empeora la situación porque ya no puedes participar en actividades físicas que son esenciales para controlar tu peso y mantener la flexibilidad.

Tratamiento

La osteoartritis no tiene cura. Tu proveedor de servicios de salud formulará contigo un plan de tratamiento que se enfocará en que te sientas lo más cómodo posible y mejores tu nivel de actividad. Eso significa que te esforzarás por reducir el dolor, mejorar tanto como sea posible el movimiento de la articulación que no te duele y mantener un peso saludable para reducir el desgaste y deterioro de la articulación. Lo que sigue es una explicación de cada una de estas estrategias.

Dolor

Limitar el movimiento de la articulación que te duele puede ser lo primero que intentes. Sin embargo el movimiento y fortalecimiento de los músculos alrededor de la articulación harán que sientas menos dolor y disminuya la hinchazón. Para el dolor artrítico, tu proveedor de servicios de salud te puede recomendar que te apliques compresas calientes o frías directamente sobre la articulación, además de medicamentos (ver páginas 98–104). El medicamento que te recomiende tu proveedor de servicios de salud tomará en cuenta tu historia médica, otros medicamentos que estés tomando y los beneficios y riesgos asociados con cada medicina. Asegúrate de hablar con tu proveedor de servicios de salud sobre los riesgos asociados con la medicación para el dolor, a fin de encontrar la fórmula apropiada para ti y de estar al tanto constantemente de los efectos del medicamento. Algunas cremas aplicadas sobre la articulación alivian el dolor. Encuentra alguna que te surta efecto y úsala. Además, tu proveedor de servicios de salud puede sugerir que utilices un bastón. El bastón debe ir en la mano opuesta a la articulación inferior afectada por la OA. Tu proveedor de servicios de salud puede recomendar otras cosas que puedes usar para reducir el dolor que sientes al moverte (dispositivos de asistencia). En algunos casos te puede sugerir, cuando el dolor está localizado en la rodilla, una serie de tres a cinco inyecciones para aumentar la lubricación en la rodilla. Según la Agencia de Investigación y Calidad de Salud (Agency for Health Research and Quality o AHRQ, por sus siglas en inglés), no se ha comprobado la eficacia de este procedimiento.

Rango de movimiento

Tu proveedor de servicios de salud te dirá el tipo de ejercicios que debes hacer. Tu programa debe incluir ejercicios de estiramiento y fortalecimiento. Ten en cuenta que incluso si tu proveedor de servicios de salud o tu fisioterapeuta te dicen que hagas algo, debes dejar de hacerlo si te duele demasiado. Dile que sientes mucho dolor para que recomiende un ejercicio diferente que mantenga la flexibilidad de la articulación y no te cause dolor. También es un buen hábito poner hielo en la articulación después del ejercicio.

Un peso saludable

Tu proveedor de servicios de salud te apoyará en tus esfuerzos para lograr un peso saludable. El exceso de peso dificulta aun más que la articulación funcione apropiadamente, pues interfiere con el funcionamiento subyacente.

Si bien la OA de la rodilla es la enfermedad más común, todavía no hemos logrado un progreso significativo en su tratamiento. En abril de 2009, la Agencia de Investigación y Calidad de Salud analizó la evidencia sobre la eficacia y la seguridad de tres tratamientos para la OA de la rodilla. Examinaron específicamente (1) el uso de ciertos suplementos: glucosamina, condroitina o ambos; (2) inyección en la rodilla de ácido hialurónico (viscosuplementación), uno de los principales componentes del líquido sinovial; y (3) cirugía artroscópica para limpiar los residuos (pedazos de hueso) en la zona de la articulación. En cada caso, los resultados del tratamiento usualmente fueron comparados con los de las personas que recibieron un placebo. En los tres casos, la conclusión fue la misma: dada la información disponible "ninguno de los tratamientos estudiados ... fue eficaz para la población en general de personas con osteoartritis de la rodilla". En un estudio, se encontró que para algunas personas con OA moderada o severa, la glucosamina y la condroitina brindaban cierto alivio del dolor y les facilitaba el movimiento de la rodilla, pero que estos suplementos no tenían efectos mensurables en personas con dolor leve.

¿Qué puedo hacer?
Si te diagnostican osteoartritis, debes pensar cuidadosamente acerca de muchos aspectos de tu vida. Para comenzar, usa la información proporcionada en el Programa de 10 puntos para la salud.

Artritis reumatoide (AR)

Practico deportes desde que tengo memoria. La actividad física siempre ha sido parte de mi vida. Me cuido en lo que como y no he engordado. Y ahora, cada vez que me muevo, me duelen las articulaciones. Tengo dolor constante y no sé qué hacer al respecto. Hasta me duele cuando me siento. —Alicia

A pesar de que hacía mucho no veía a Eduardo, no me esperaba verlo en una silla de ruedas. Me miró y me dijo con una sonrisa triste: "Debes estar sorprendido de verme así. Yo también. ¿Sabes? Nunca supe que tenía artritis reumatoide. Pensaba que las lesiones que tuve cuando jugaba fútbol eran la causa de mis achaques y dolores … algo que pasaba simplemente porque estaba envejeciendo. Pensaba que sabía, pero estaba equivocado. Postergué tanto el ir al médico, que para cuando fui y me diagnosticaron artritis reumatoide, tenía muy pocas opciones". —Adolfo

¿Qué pasa?

La artritis reumatoide (AR) es una enfermedad auto-inmune en la cual el cuerpo ataca las articulaciones. Cuando tienes AR, una de las cosas que pasan es que el sistema inmunitario produce una respuesta inflamatoria. Es así que el sistema inmunitario te protege de los microbios que atacan el cuerpo, pero cuando tienes AR no hay microbios. Por eso las articulaciones se te hinchan. A veces puede ser la misma articulación, pero a veces puede ser otra. Con el tiempo, la inflamación puede disolver el cartílago y el hueso, lo que produce dolor y deformidad articular.

Causas y prevención

Desconocemos las causas de la AR. No tiene cura. En muchos casos, con medicación, es posible controlar completamente la enfermedad y detener la destrucción y deformación de la articulación. Como desconocemos la causa de la AR, el propósito de la prevención es reducir algunos de los factores conocidos. Sabemos que quienes tienen parientes con artritis reumatoide o fuman tienen mayor probabilidad de padecerla.

¿Tengo un problema?

Sabemos que la AR se presenta con mayor frecuencia en mujeres que en hombres. Solo tu proveedor de servicios de salud te puede decir con certeza si tienes AR. Te preguntará sobre tus síntomas, te hará un examen físico completo para evaluar los movimientos que puedes hacer sin dolor y los que te causan incomodidad, y es probable que pida exámenes de sangre adicionales para descartar otras enfermedades.

Los síntomas de AR son:

- **Rigidez matutina.** Dura varias horas. En esto difiere con OA en que la rigidez matutina dura menos de treinta minutos.
- **Hinchazón.** Las articulaciones se sienten calientes al tacto y a menudo se ven rojas e hinchadas.
- **Pérdida de movimiento y fortaleza en la articulación,** como no poder cerrar el puño o abrir una puerta.
- **Otros órganos también se ven afectados.**

La AR puede ocasionar fatiga generalizada; la inflamación puede afectar los pulmones, corazón y vasos sanguíneos, lo cual puede causar un derrame. La piel también se ve afectada, por lo que te salen bultos llamados nódulos reumatoides en los codos o manos.

En algunos casos, tu proveedor de servicios de salud puede sacarte radiografías. Desafortunadamente, las radiografías no dan mucha información sobre esta enfermedad. Algunas personas con daño severo no sienten dolor y otras con dolor agudo presentan daño mínimo, según las radiografías. En este último caso, tu proveedor de servicios de salud puede sugerir otro tipo de examen de captación de imágenes.

TRATAMIENTO

Si bien no existe cura para la AR, hay excelentes tratamientos que pueden controlar la inflamación. Tu proveedor de servicios de salud formulará contigo un plan de tratamiento que se ajuste a tus habilidades, recursos y obligaciones. El tratamiento hará que la enfermedad progrese más lentamente, controlará el dolor, disminuirá la deformidad y mejorará la funcionalidad.

- **Detener el avance de la enfermedad.** Los medicamentos que modifican la enfermedad reumática (DMARD, por sus siglas en inglés) se usan para disminuir o detener el avance del daño causado por el sistema inmunitario en las articulaciones. Si se toman en la fase inicial, pueden detener totalmente o retrasar el avance del daño en la articulación; no pueden reparar articulaciones que ya están dañadas.

Los fármacos mayormente usados son metotrexato y medicamentos biológicos inhibidores de TNF (ver páginas 102–104).

- **Control del dolor.** Se usan medicamentos, cremas, hipnosis, acupuntura y otros métodos para reducir el dolor. Como el dolor es tan subjetivo, la estrategia debe adecuarse a la persona. Investigaciones preliminares parecen indicar que el aceite de pescado y el ácido gamma-linoleico son beneficiosos.
- **Mejoramiento de la funcionalidad.** Los elementos clave incluyen control de peso como medio para reducir el impacto en las articulaciones y ejercicios de fortalecimiento y estiramiento para mantener el buen funcionamiento de las articulaciones. Es posible que tu proveedor de servicios de salud te recomiende consultar con un terapeuta físico u ocupacional para que te muestre ejercicios que puedes realizar sin hacerte daño, actividades que protejan las articulaciones y aparatos ortopédicos que puedes usar en casa y el trabajo para reducir la probabilidad de lesionarte más.
- **Humor.** También es importante mantener el sentido del humor. Estudios recientes indican que casi 40% de la gente que sabe que tiene artritis reumatoide muestra síntomas de depresión. Esto es especialmente cierto de personas de menores recursos. No se debe restar importancia a la depresión porque dificulta que la persona cuide de sí misma. Esto es particularmente problemático en el caso de una enfermedad como la artritis reumatoide que requiere que participes activamente

en tu propio cuidado como parte de una estrategia para toda la vida. Es más, las personas que tienen depresión y no reciben tratamiento también tienen mayor probabilidad de padecer otras enfermedades.

◇ *¿Qué puedo hacer?*

Debido a que la AR es una enfermedad crónica, es muy importante que consultes con tu proveedor de servicios de salud lo antes posible, porque cuanto antes recibas tratamiento para la AR, menor será el daño a las articulaciones. Esto hace que sea especialmente importante que cumplas al pie de la letra el plan que formulen conjuntamente tú y tu proveedor de servicios de salud, que estés al tanto de todos los aspectos de tu salud (ver páginas 125–126), que te mantengas en constante comunicación con todos tus proveedores de salud y que escuches lo que te dice el cuerpo. El Programa de 10 puntos para la salud reforzará todos los pasos positivos que tomes para controlar la AR. También añade nueces, linaza, aceite de oliva, frijoles y pescado de agua fría a tu dieta. Todos tienen alto contenido de ácidos grasos omega 3. Hay evidencias de que las dietas ricas en estos ácidos grasos reducen la inflamación en las articulaciones.

Lupus

◇ *¿Qué pasa?*

Es una enfermedad autoinmune que puede atacar las articulaciones, piel, riñones, corazón, pulmones, vasos sanguíneos y el cerebro. Hay cinco tipos principales de lupus.

1. **Lupus eritematoso sistémico o LES.** Es el tipo más común de lupus. Típicamente, afecta muchas partes del cuerpo.

2. **Lupus eritematoso discoide.** Se presenta en la forma de una erupción en la piel que no se cura.

3. **Lupus eritematoso cutáneo subagudo.** Después de asolearte, aparecen llagas en la piel.

4. **Lupus inducido por medicamentos.** Es uno de los efectos secundarios del medicamento que estás tomando.

5. **Lupus neonatal.** Este tipo de lupus poco frecuente afecta a recién nacidos.

Algunos de los síntomas más comunes de lupus son: dolor o hinchazón de las articulaciones, dolor muscular, fiebre de causa desconocida, erupciones rojizas en la piel (mayormente en la cara), dolor de pecho cuando inhalas profundamente, pérdida del cabello, la piel de los dedos se vuelve pálida o púrpura, sensibilidad al sol, hinchazón en las piernas o alrededor de los ojos, úlceras en la boca, glándulas hinchadas y sensación de fatiga excesiva. También hay otros síntomas, pero todos van y vienen con una severidad variable. Cuando se presentan estos síntomas de manera aguda, se dice que tienes un brote.

CAUSAS Y PREVENCIÓN

Con la excepción del lupus inducido por medicamentos, no se sabe la causa. Probablemente, la causa del lupus es una combinación de factores genéticos, ambientales y biológicos.

¿*Tengo un problema?*
Esta enfermedad es muy difícil de diagnosticar y tratar. Lograr un diagnóstico preciso puede tomar meses y hasta años. Esta enfermedad la padecen hombres y mujeres, pero nueve de cada diez personas con lupus son mujeres. Los hispanos y afroamericanos tienen mayor probabilidad de lupus que los blancos no hispanos.

Los síntomas más comunes son:

- **Piel.** Es común que se presente una erupción en la nariz y mejillas como reacción al sol. Se llama eritema de mariposa.
- **Pérdida de cabello.** Se desprenden mechas y aparecen zonas calvas.
- **Dolor de pecho.** El dolor ocurre al inhalar profundamente.
- **Artritis.** Las articulaciones se pueden hinchar y ponerse rígidas en las mañanas.
- **Riñones.** La inflamación en los riñones produce hinchazón de los tobillos.
- **Fatiga generalizada y aumento en la temperatura corporal.**

TRATAMIENTO

Tu proveedor de servicios de salud formulará contigo un plan de tratamiento con tres propósitos principales: (1) prevenir brotes, (2) tratar los brotes cuando ocurren y (3) reducir el daño en las zonas afectadas. Esto probablemente significa que tendrás que tomar medicamentos, estar pendiente de tu salud con regularidad y realizar actividades que estén conformes con tu tratamiento. El control del dolor será una parte de tu tratamiento pues el dolor en las articulaciones por el lupus puede ser muy intenso.

¿Qué puedo hacer?
Debes darle a tu proveedor de servicios de salud la información más detallada sobre tus síntomas y cualquier cambio que tengas. Esto significa que no solo debes preocuparte por la atención médica que recibes, sino también tener iniciativa. Si colaboras con el equipo de atención de salud, podrás maximizar los beneficios del tratamiento.

∿ Otras enfermedades reumáticas

Hay muchas otras enfermedades reumáticas. A continuación encontrarás información sobre las más investigadas recientemente. En general, el diagnóstico es difícil y se desconoce la causa de la mayoría. Se puede decir con precisión que en la mayoría de los casos, una combinación de factores genéticos y ambientales desempeña un papel determinante en la enfermedad.

Espondilitis anquilosante (artritis de columna)

Me dolía terriblemente la columna, y un amigo me dijo que consultara con el mejor ortopedista en la ciudad. Era el médico de uno de los principales equipos de deportes, y yo sabía que si alguien podía ayudarme sería él. Me examinó y dijo que empezaría el tratamiento la siguiente semana para resolver mis problemas de columna. Le mencioné que había tenido los ojos inflamados hacía años y otros síntomas. Eso no le pareció importante y, por alguna razón, eso me inquietó. Unos días después lo pensé mejor y consulté con otros médicos. Cuando me examinó un reumatólogo, escuchó atentamente, me hizo más exámenes y me dijo que tenía espondilitis anquilosante. Hasta hoy, me considero afortunado de haberlo encontrado y de haber empezado el tratamiento correcto en la fase inicial. —Nancy

◇ *¿Qué pasa?*
Te duele la espalda, y nada alivia el dolor. La causa probable es la rigidez de una articulación (*ankylos*), específicamente la de una vértebra (*spondylo*) o estructuras cercanas. Otra característica típica es la inflamación de las articulaciones ubicadas en la zona donde la columna se une a la pelvis (sacroiliitis). Los exámenes de sangre de las personas con espondilitis anquilosante arrojan resultados negativos de factor reumatoide. Las enfermedades con estas características se llaman espondiloartropatías seronegativas. En la mayoría de personas (80%) esta enfermedad se presenta antes de los treinta años, y en solo 5%, después de los cuarenta y cinco. También es más común en hombres que en mujeres.

CAUSAS Y PREVENCIÓN

Se desconoce la causa, pero los factores genéticos desempeñan un papel. Aproximadamente 8% de los estadounidenses tiene el gen HLA-B27. Entre los blancos no hispanos, lo tiene el 95% de los pacientes con espondilitis anquilosante. No es frecuente encontrar este gen en afroamericanos y en ciertos grupos de ascendencia mediterránea que tienen espondilitis anquilosante. Además, hay quienes tienen el gen pero no desarrollan espondilitis anquilosante. Otros dos genes que parecen desempeñar un papel son ERAP1 (antes conocido como ARTS1) e IL23R.

¿Tengo un problema?

Tu proveedor de servicios de salud te preguntará sobre tu historia médica y te hará un examen físico. En este caso, las radiografías no brindan mucha información porque no revelan el daño resultante de la enfermedad, sino hasta que hay un deterioro considerable. Los exámenes de resonancia magnética (MRI, por sus siglas en inglés), si bien son caros, proporcionan las mejores imágenes del tejido blando y los huesos.

Los síntomas de la espondilitis anquilosante son:

- **Dolor de espalda.** El dolor de espalda empeora con el descanso, causa rigidez y dolor en la mañana que duran más de treinta minutos, y mejoran con el ejercicio.
- **Dolor de los talones;** puede haber hinchazón, dolor y rigidez en los tendones detrás de los talones después de descansar.
- **Artritis.** Las zonas más afectadas con dolor, rigidez e hinchazón son las caderas, rodillas, tobillos y pies.
- **Ojos.** En una tercera parte de las personas con artritis de la columna se presenta dolor de ojos que empeora con la luz. Esto se llama iritis.

TRATAMIENTO

Formularán un plan de tratamiento para ti que incluye la medicación apropiada.

¿Qué puedo hacer?

Sigue el plan al pie de la letra, mantente activo y ten siempre una buena postura. Esto es importante porque te crea el hábito de usar los músculos que le dan apoyo a la columna.

Síndrome de dolor regional complejo (SDRC) (también llamado causalgia o distrofia simpático-refleja)

¿Qué pasa?

El síndrome de dolor regional complejo (SDRC) es una enfermedad del sistema nervioso central o periférico. La mitad de los pacientes con esta enfermedad ha tenido algún tipo de lesión. Hay dolor intenso en uno de los brazos, manos, piernas o pies donde ocurrió la lesión. En el SDRC I no hay una lesión nerviosa subyacente, y en el SDRC II sí hay una lesión nerviosa subyacente. Es probable que el dolor haya empezado en un dedo lesionado y se haya extendido al brazo entero.

CAUSAS Y PREVENCIÓN

Se desconoce la causa. Se sabe muy poco sobre esta enfermedad. Se presenta en hombres y mujeres, pero es más común en las jóvenes.

¿Tengo un problema?

Habla con tu proveedor de servicios de salud sobre todos tus síntomas. El punto donde sientes dolor puede presentar cambios significativos de temperatura (específicamente, la temperatura será diferente a la de la otra extremidad); cambios en el color de la piel (manchas, palidez, enrojecimiento o moretones); puedes tener una sensación intensa de ardor; y la sensibilidad de la piel puede ser extrema. Las articulaciones afectadas pueden hincharse o ponerse rígidas, lo que resulta en la imposibilidad de mover esa parte del cuerpo.

TRATAMIENTO

Lo que tu proveedor de servicios de salud hará, más que nada, es concentrarse en reducir el dolor con medicación, fisioterapia y, como último recurso, bloqueo del nervio. Se puede bloquear el nervio con una inyección o cirugía. El descanso parece empeorar la enfermedad.

¿Qué puedo hacer?
Haz todo lo que puedas para reducir el dolor y la incomodidad. En algunos casos, los síntomas se van solos. A veces este alivio es temporal y, en otros casos, es permanente.

Dermatomiositis (miopatías inflamatorias)

¿Qué pasa?
La dermatomiositis es una enfermedad que afecta los músculos. La inflamación de los músculos no se alivia y el resultado es debilidad muscular sin dolor en los músculos grandes de los brazos, piernas y el cuerpo.

Causas y prevención

Se desconoce la causa. Algunas personas con lupus u otras enfermedades autoinmunes pueden desarrollar esta enfermedad.

¿Tengo un problema?

Usualmente, aparece una erupción en la piel antes de un ataque. La erupción consiste en manchas moradas o rojas, y aparece en los párpados y en los músculos que se usan para extender o alinear las articulaciones, como en los nudillos, codos, rodillas y dedos del pie. También pueden aparecer ronchas rojas en la cara, cuello, hombros, parte superior del tórax, espalda y otros lugares, y los puntos afectados pueden presentar hinchazón. A veces hay una erupción sin dolor muscular. Otras personas comienzan a tener sensibilidad a la luz y consideran que esta empeora las erupciones y otros síntomas. Los bultos duros bajo la piel o en el músculo, que son depósitos de calcio llamados calcinosis, también son un síntoma. Tu proveedor de servicios de salud puede hacerte un examen de sangre para ver si el nivel de ciertas enzimas musculares, como la creatina kinasa (CK), ha aumentado o analizará una muestra del músculo para hacer el diagnóstico.

Tratamiento

El tratamiento incluye una combinación de medicamentos antiinflamatorios, terapia física, ejercicio, terapia con calor (microondas y ultrasonido), ortótica, dispositivos de asistencia y descanso. Usualmente, el tratamiento surte efecto. Los pacientes con enfermedades cardiacas o pulmonares no responden tan bien al tratamiento.

¿Qué puedo hacer?
No hay mucho que puedas hacer para prevenir esta enfermedad. La mejor opción es seguir el tratamiento al pie de la letra.

Fibromialgia

¿Qué pasa?
Este síndrome causa dolor agudo o sordo en diferentes partes del cuerpo, y muchos otros síntomas, tales como dolor de cabeza, espalda y pecho. No es una enfermedad porque no tiene una causa específica ni indicios ni síntomas reconocibles. El término fibromialgia proviene del latín *fibro* (tejido), y los vocablos griegos *mio* (músculo) y *algia* (dolor). Este síndrome no te pone en peligro de muerte ni daña los músculos, articulaciones u órganos internos.

Causas y prevención

Se desconoce la causa. Se cree que aparece a raíz de eventos traumáticos (físicos o emocionales). Es más frecuente en mujeres que en hombres. Los pacientes con lupus, artritis reumatoide o espondilitis anquilosante tienen mayor probabilidad de fibromialgia.

¿Tengo un problema?
No hay un examen para diagnosticar la fibromialgia. Es muy difícil diagnosticar este síndrome, porque los síntomas son similares a los de muchas otras enfermedades. Algunos son problemas cognitivos o de memoria (a veces denominados "nube mental"), trastornos del sueño, rigidez

matutina, dolor de cabeza, síndrome de colon irritable, menstruaciones dolorosas, adormecimiento u hormigueo en las extremidades, síndrome de piernas inquietas, sensibilidad a la temperatura y sensibilidad a ruidos fuertes o luces brillantes. Es posible que muchas partes del cuerpo te duelan al menor contacto, especialmente en el pecho, cuello, zona lumbar y rodillas. Desafortunadamente, lo usual es que la persona consulta a muchos proveedores de servicios de salud antes de recibir el diagnóstico de este síndrome.

TRATAMIENTO

Lo mejor es empezar por encontrar un proveedor de servicios de salud que se dedica al tratamiento de personas con fibromialgia. Es un síndrome que es muy difícil de tratar, y tener un equipo de proveedores de servicios de salud que colaboren contigo es muy útil.

¿Qué puedo hacer?

El Programa de 10 puntos es un buen comienzo, pero hay algunos consejos específicos que debes tener muy en cuenta. Asegúrate de hacer todo lo posible para dormir lo suficiente. También debes hacer una cantidad razonable de actividad física. Debes hacer todos los cambios necesarios en tu trabajo para que se adapte a esta afección. Recuerda que debes comer bien por tu salud. Y lo más importante es no perder la esperanza.

Gota

Me desperté y pensé que tenía una uña encarnada. El dedo gordo del pie me dolía espantosamente. Lo miré y se veía normal, pero el dolor era insoportable. No quise llamar al internista porque solo me dolía el dedo gordo. Y parecía un desperdicio de tiempo y de dinero pedir permiso del trabajo para ir al médico porque solo me dolía un dedo. Pero el dolor empeoró y casi no podía caminar. Sentía como si tuviera pedazos de vidrio en el dedo. Cuando fui al médico, me dijo que como había cambiado mi dieta tan drásticamente con la eliminación total de carbohidratos, había desencadenado lo que se convirtió en mi primer y único ataque de gota. Me recetó un medicamento y al poco tiempo me sentí mejor. ¡Y pensar que todo empezó con un dolor insoportable en el dedo gordo! —Elena

¿Qué pasa?

La mayoría de alimentos tienen purinas. Cuando las comes, el cuerpo procesa sus componentes y los convierte en ácido úrico. La gota ocurre cuando el ácido úrico se acumula. Cuando el cuerpo procesa los alimentos y líquidos que ingieres, también deja algunas sustancias sin usar que se consideran productos de desecho. El ácido úrico es un producto de desecho que normalmente sale del cuerpo en la forma de orina. Cuando tienes gota, el ácido úrico se acumula en las articulaciones en la forma de cristales. Al inicio, esta acumulación ocurre en el dedo gordo del pie. Con el tiempo, estos cristales se acumulan en el empeine, tobillos, talones, rodillas, muñecas, dedos y codos. Esta acumulación de cristales es muy dolorosa. La gota es más común en hombres que en mujeres.

CAUSAS Y PREVENCIÓN

Desconocemos la causa de la gota. Sabemos que las personas con gota deben evitar alimentos ricos en purinas. Las purinas se encuentran en las células del cuerpo y en la mayoría de alimentos. Algunos alimentos tienen un alto nivel de purinas y deben evitarse. Entre ellos: frijoles rojos o alubias, avena, arvejas o guisantes, atún, bacalao (*cod*), bacalao negro (*bluefish*), borrego o cordero, caldo de carne o pollo, carnero, cangrejo, carne de res, champiñones, coliflor, conejo, espinaca, espárragos, ganso, halibut, jamón, frijoles blancos o de Lima, mariscos, langosta, lentejas, ostras, pargo, pavo, pato, perca, pollo, puerco, salmón, ternera, tocino, tripa, trucha y venado. Algunas personas también deben evitar todo tipo de bebidas alcohólicas.

¿Tengo un problema?
Debes consultar con tu proveedor de servicios de salud para saber con certeza. Un dedo gordo prácticamente intocable usualmente es síntoma de gota. Pero otras veces es difícil diagnosticarla, pues los síntomas son similares a los de otras enfermedades. A veces, es posible que tu proveedor de servicios de salud extraiga un poco de líquido de la articulación para ver si hay cristales de ácido úrico presentes. Te pueden salir nódulos denominados tofos, producto de la acumulación de ácido úrico debajo de la piel.

TRATAMIENTO

La gota se trata mayormente con medicación para reducir el nivel de ácido úrico en la sangre y hacer que los tofos desaparezcan.

¿Qué puedo hacer?

Toma tus medicamentos con regularidad y bebe mucha agua, pues ayuda a expulsar el ácido úrico. Evita las bebidas alcohólicas, pues elevan el nivel de ácido úrico en la sangre. También es bueno mantener un peso saludable y seguir un programa regular de ejercicios. Ingiere una dieta balanceada porque la alimentación con insuficientes carbohidratos puede producir ketonas, que aumentan el nivel de ácido úrico en la sangre.

Artritis infecciosa

¿Qué pasa?

La artritis infecciosa ocurre cuando entran microbios (bacterias, hongos, etc.) al torrente sanguíneo y causan que te duela la articulación. Es posible que también tengas fiebre.

CAUSAS Y PREVENCIÓN

Debido a que es infecciosa, usualmente tienes cierta idea de cómo te contagiaste.

◇ **¿Tengo un problema?**
La infección en una articulación causa mucho dolor articular y, probablemente, fiebre. Es importante que consultes con tu proveedor de servicios de salud tan pronto como sea posible para que te dé el tratamiento correcto. Tu proveedor de servicios de salud analizará tu historia clínica y te hará un examen físico. Además, usará una aguja para extraer un poco de líquido de la articulación que te duele. En algunos casos, esto puede reducir el dolor, además se analizará una muestra del líquido para determinar la causa de la infección. Sin embargo, con este tipo de procedimiento es difícil identificar algunas bacterias que causan dolor en las articulaciones (gonorrea, enfermedad de Lyme y sífilis).

TRATAMIENTO

El tratamiento dependerá de la naturaleza de la infección. Te pueden recetar un antibiótico, antiviral o fungicida. El tratamiento debe ser rápido, pues ciertas infecciones pueden destruir una articulación en muy poco tiempo.

◇ **¿Qué puedo hacer?**
Toma antibióticos lo más pronto posible y dile a tu proveedor de servicios de salud cómo te sientes. Es probable que si no mejoras en cuarenta y ocho horas, te receten otro medicamento.

Polimialgia reumática

¿Qué pasa?

Es una enfermedad reumática que causa rigidez muscular y dolor de cuello, hombro y cadera. Algunas personas también tienen fiebre y debilidad, y pierden peso.

CAUSAS Y PREVENCIÓN

Se desconoce la causa. Está relacionada con problemas del sistema inmunitario. Aparece a raíz de algún tipo de infección, combinada con factores genéticos. Se piensa que esta enfermedad tiene relación con el envejecimiento, pues rara vez se presenta en personas menores de cincuenta años. Es más, el número de personas con esta enfermedad aumenta con la edad, y la incidencia más alta es entre las personas de setenta a ochenta años. Las mujeres blancas no hispanas corren un mayor riesgo de tener esta enfermedad. Para las personas mayores de cincuenta años, la tasa de personas que desarrolla polimialgia reumática es de 700 por cada 100,000. La polimialgia reumática está vinculada a la inflamación de los vasos sanguíneos de la cabeza, lo cual causa dolor de cabeza, sensibilidad en el cuero cabelludo y, en casos poco comunes, ceguera.

¿Tengo un problema?

No se puede diagnosticar esta enfermedad con un solo examen. Una evidencia clave es el aumento en la tasa de sedimentación eritrocítica (ESR, por sus siglas en inglés). Los exámenes de sangre de las personas con esta enfermedad rara vez arrojan factor reumatoide positivo. Te pueden recomendar exámenes de laboratorios específicos para descartar otras enfermedades.

TRATAMIENTO

Los medicamentos antiinflamatorios son muy eficaces y puede tomar un año o más para disminuir los síntomas. La medicación más usada es prednisona.

 ¿Qué puedo hacer?
Cumple al pie de la letra el tratamiento para sentir alivio prontamente.

Artritis psoriásica (AP)

 ¿Qué pasa?
Esta enfermedad ocurre cuando alguien que tiene psoriasis también tiene artritis. No es artritis reumatoide con psoriasis. Hay cinco tipos de artritis psoriásica (AP): simétrica (la misma articulación en ambos lados del cuerpo); asimétrica (una o muchas articulaciones); artritis predominantemente en las articulaciones interfalángicas distales (la articulación más cercana a las uñas de la mano o el pie); espondilitis (en la columna vertebral); y artritis mutilante (las pequeñas articulaciones de las manos y los pies, y a veces, en el cuello o la región lumbar). Se sabe que los blancos no hispanos tienen mayor probabilidad de artritis psoriásica que los afroamericanos o asiáticos. Estos datos son similares a los de la psoriasis. Actualmente, no hay información acerca de los hispanos.

CAUSAS Y PREVENCIÓN

Se desconoce la causa. La mayoría de la gente recibe el diagnóstico de psoriasis entre los quince y treinta y cinco años. Solo de 6% a 42% de las personas con psoriasis desarrollan AP. A menudo, la artritis psoriásica se diagnostica aproximadamente diez años después del diagnóstico inicial de psoriasis. Los científicos esperan descubrir los marcadores genéticos a fin de encontrar la cura.

¿Tengo un problema?
Debes consultar con tu proveedor de servicios de salud. Como ya estás recibiendo tratamiento para la psoriasis, infórmale a tu proveedor de servicios de salud si sientes dolor en las articulaciones, rigidez articular que dura más de treinta minutos en la mañana, tu rango de movimiento se ha reducido o si ciertas partes del cuerpo te duelen al menor contacto. Un diagnóstico temprano ayuda a evitar mayor deterioro de la articulación.

TRATAMIENTO

Si bien no hay una cura, el tratamiento reducirá el dolor y disminuirá el daño en la articulación. Los medicamentos que se usan para el tratamiento de la artritis reumatoide también se usan para la artritis psoriásica, como los DMARD y medicamentos biológicos (ver páginas 101–104).

¿Qué puedo hacer?
Evita cansarte demasiado. La fatiga extrema que a veces es parte de AP puede requerir que reorganices

tu rutina diaria. Debes descansar, pero también debes mantenerte activo. Consulta con tu proveedor de servicios de salud sobre lo que sí puedes hacer.

Esclerodermia

¿Qué pasa?

La esclerodermia abarca varias enfermedades que son el resultado de una sobreproducción de colágeno. La piel, tendones, huesos y otros tejidos conectivos están hechos de colágeno, que es una familia de proteínas. Es un problema producir demasiado colágeno porque afecta el tejido conectivo. El tejido conectivo es el soporte de la piel y los órganos internos. La severidad de esta enfermedad varía; puede afectar solo la piel o afectar los órganos internos. Los principales tipos de esclerodermia son: localizada (afecta partes del cuerpo) y sistémica (afecta el cuerpo entero).

CAUSAS Y PREVENCIÓN

Se desconoce la causa de esta enfermedad autoinmune. Lo que sí es cierto es que no es contagiosa, o sea que no se la puedes pasar a nadie. La investigación en gemelos ha demostrado que no es una enfermedad hereditaria. En comparación con los hombres, la probabilidad de recibir un diagnóstico de esclerodermia entre las mujeres de treinta a cincuenta y cinco años es de siete a doce veces mayor que la de los hombres.

¿Tengo un problema?

Inicialmente puede que notes que los dedos de los pies y las manos se vuelven blancos y te duelen si los expones al frío. Esto se denomina el fenómeno de Raynaud. Además, la piel se engrosa y se pone tirante, lo que limita el movimiento. Tu historia clínica y un examen físico son importantes para ayudar a tu proveedor de servicios de salud a diagnosticar la enfermedad. Durante el examen físico, tu proveedor de servicios de salud buscará cambios en la apariencia y textura de la piel, como manos y dedos hinchados, y piel tirante alrededor de las manos, cara, boca u otro lugar; nódulos duros formados por depósitos de calcio debajo de la piel; cambios en los pequeños vasos sanguíneos (capilares) en la base de las uñas de la mano; y partes de la piel que se han engrosado. Si le parece que tienes esclerodermia, es posible que te hagan un examen de sangre para ver si tienes algunos de los anticuerpos que se encuentran en los pacientes con esclerodermia. Estos anticuerpos son antitopoisomerasa-1 o anti-Scl-70 y anticentrómero. Pero ninguno de estos exámenes es definitivo, y es posible que tengas que someterte a otros procedimientos.

TRATAMIENTO

El tratamiento de la esclerodermia requiere la participación de varios proveedores de servicios de salud. Es importante tener una persona que sirva de punto de contacto para coordinar tu tratamiento. Según tu estado de salud, habrá gran variabilidad en la manera de proceder.

 ¿Qué puedo hacer?
El propósito de todos tus esfuerzos es reducir el dolor, limitar el daño y vivir tu vida lo más plenamente posible.

Artritis idiopática juvenil (AIJ) (antes conocida como artritis reumatoide juvenil)

¿Qué pasa?
Hay aproximadamente 294,000 niños menores de dieciocho años que padecen artritis. La artritis idiopática juvenil (AIJ) incluye por lo menos siete enfermedades:

1. **Artritis sistémica.** El niño tiene dolor articular, fiebre y una erupción de la piel. Aproximadamente 25% de los niños con artritis sistémica tienen una enfermedad que resulta en daño severo a las articulaciones.

2. **Oligoartritis.** Durante los primeros seis meses se ven afectadas un máximo de cuatro articulaciones. Además, el niño también tiene los ojos inflamados (uveítis).

3. **Poliartritis con factor reumatoide negativo.** Durante los primeros seis meses, cinco o más articulaciones se ven afectadas.

4. **Poliartritis con factor reumatoide positivo.** Durante los primeros seis meses, cinco o más articulaciones se ven afectadas. Este tipo causa daños más severos en las articulaciones. El factor positivo debe darse en dos pruebas de sangre tomadas con por lo menos tres meses de diferencia.

5. **Artritis relacionada con entesitis (ARE).** Esta enfermedad autoinmune afecta de 11% a 16% de los niños con AIJ. Causa inflamación en el punto donde los tendones y ligamentos se adhieren al hueso. Es posible que los niños también tengan los ojos inflamados. Es más común en varones. Si bien inicialmente afecta las caderas, rodillas y pies, el dolor puede extenderse a la región lumbar. Los niños manifiestan sentir más dolor cuando están descansando que cuando están en actividad. Las pruebas de sangre de los niños con esta enfermedad arrojan positivo para el gen B27 (antígeno leucocitario humano o HLA, por sus siglas en inglés).

6. **Artritis psoriásica.** Los niños pueden tener dolor articular por la artritis y una erupción en la piel que se diagnostica como psoriasis. También pueden tener los ojos inflamados.

7. **Otras (sin diferenciación).** Esta categoría abarca todas las instancias que no caen bajo una categoría específica pero en las que hay inflamación articular y dolor que dura por lo menos seis semanas. También se usa cuando un niño tiene más de una de las enfermedades consideradas bajo AIJ.

CAUSAS Y PREVENCIÓN

Se desconoce la causa de todas estas enfermedades. Si bien no hay cura, hay tratamiento. Las estadísticas muestran que de 70 a 400 niños de cada 100,000 niños padece AIJ.

◇ *¿Tengo un problema?*

Solo tu proveedor de servicios de salud puede diagnosticar AIJ. Es importante recibir un diagnóstico lo antes posible para reducir el daño que ocurre cuando no se recibe tratamiento para la enfermedad. La rodilla es la articulación más comúnmente afectada. Los niños a menudo no se quejan del dolor; simplemente dejan de usar la articulación afectada. Se ven rígidos y con frecuencia cojean después de despertarse y después de sus siestas.

TRATAMIENTO

Hay muy pocos reumatólogos pediátricos. Consecuentemente, la mayoría de los niños reciben tratamiento de proveedores de servicios de salud que tratan a adultos. Hay evidencia de que el tratamiento de AIJ puede ser muy eficaz y, cuanto antes se inicie, mayor la probabilidad de que el niño tenga un desarrollo y crecimiento normales. Los medicamentos usados son similares a los usados para la artritis reumatoide, y se ha demostrado que son muy eficaces en los niños. Ya que algunos de estos tratamientos solo se han introducido en los últimos quince años, se desconocen los efectos secundarios a largo plazo, pero hasta la fecha no se han encontrado mayores efectos secundarios.

◇ *¿Qué puedo hacer?*

Si conoces a alguien con AIJ, la meta es ayudarlo a que realice sus actividades diarias con mínimo dolor e incomodidad. El objetivo es hacer los reajustes necesarios que le permitan seguir participando en actividades con otros y colaborando en la evolución de su tratamiento médico.

∽ Los tratamientos

La mayoría de las enfermedades reumáticas no tiene cura, y el resultado es que tú y tu proveedor de servicios de salud formularán un plan de tratamiento. Como mínimo, tu tratamiento incluirá control del peso (para disminuir la presión sobre tus articulaciones), movimiento (para ayudarte a mantener el rango de movimiento y un peso saludable) y medicamentos y otros procedimientos (para reducir el dolor y detener o hacer que la enfermedad progrese más lentamente).

Esta sección es para ayudarte a comprender mejor los diversos métodos de tratamiento que pueden usarse para controlar tu enfermedad. A menudo, la información que escuchas de otros sobre el tratamiento de la artritis no es la mejor opción para ti. Por ejemplo, si bien un suplemento puede ser efectivo para una persona, alguien con artritis reumatoide puede beneficiarse más de DMARD, mientras que un tercero con lupus puede usar ambos. Hay gran variabilidad en las medicinas disponibles para cada persona.

Es más, gran parte del tratamiento tiene que ver con el control del dolor. Esto hace incluso más urgente el ajustar el tratamiento a la medida de lo que experimentas y los resultados que logras. En esta sección hay una presentación, en orden alfabético, de las opciones disponibles de tratamiento, para que puedas apreciar plenamente las limitaciones y las posibilidades.

Cirugía

Mi madre se operó las rodillas, de modo que no me sorprendió que yo tuviera que pasar por lo mismo. Mi cirujano quería que me operara ambas rodillas al mismo tiempo, pero pensé que una era suficiente. Me tomó mucho tiempo recuperarme.
—Laura

◆ *¿En qué consiste?*
En algunos casos, el daño de la articulación requiere cirugía. La cirugía se recomienda muy rara vez si la artritis se debe a una enfermedad autoinmune. Debes informarte y proceder con cautela antes de embarcarte en una cirugía, ya que no es la primera opción de tratamiento (las primeras son medicamentos, control del dolor y cambios en el estilo de vida). Es más, la planificación de la recuperación es crucial.

La mayoría de las cirugías serán las denominadas "cirugías mínimamente invasivas". En este tipo de procedimiento, el cirujano usa un dispositivo especial con cámaras miniatura (artroscopio) que le permite ver dentro de la articulación y usar otras minúsculas herramientas para hacer las reparaciones. Esto significa que pequeñas herramientas se insertan a través de dos pequeñas incisiones. Una incisión es para permitir la entrada de las herramientas necesarias para la reparación y la otra incisión es para el artroscopio. El cirujano puede ver la articulación vía las imágenes que proyecta la cámara en un monitor de televisión. La cirugía puede hacerse para extraer pedazos sueltos de tejido que están en la articulación (artroscopía), mover los huesos (osteotomía) o limar las asperezas del hueso (modelado de la superficie articular). A veces se requiere cirugía abierta en la que el cirujano hace una incisión grande y usa los instrumentos usuales. En casos más severos y avanzados, se debe reemplazar la articulación. Según la investigación más reciente, la cirugía artroscópica de la rodilla alivia ciertas afecciones, pero no la osteoartritis.

Para las mujeres, la cirugía de reemplazo de cadera o rodilla es a menudo más complicada que para los hombres. Ten en cuenta que el reemplazo de la articulación es una cirugía mayor que requiere meses de rehabilitación.

Las recientes decisiones de la FDA de retirar del mercado implantes de cadera defectuosos es evidencia de que es crucial hacer muchas preguntas, entre ellas, si el cirujano recibe pagos del fabricante de implantes, el récord de desempeño del implante y si vale la pena arriesgarse a usar un dispositivo más nuevo con menos información de la vida real.

¿Cuál es el proceso?
Se intenta reparar la articulación dañada.

¿Qué puedo esperar?
La cirugía artroscópica requiere menos tiempo de convalecencia y sana más rápido que una cirugía abierta. Si necesitas que te reemplacen la rodilla o la cadera, es probable que estés en el hospital varios días y durante varias semanas necesitarás ayuda en casa para hacer los quehaceres. Asimismo, tendrás que reorganizar tu horario de trabajo para asegurarte de ir con regularidad a las sesiones de fisioterapia y rehabilitación.

Uno de los campos más prometedores de la investigación tiene que ver con el "parchado" de la articulación para que crezca nuevo cartílago. Esta investigación utiliza células madre que se extraen del tejido adiposo de la persona, y con ellas se forma un andamio en la articulación que puede estimularse con sustancias bioquímicas para que crezca nuevo cartílago.

Dolor y control del dolor

¿En qué consisten?

El dolor es uno de los principales síntomas de toda enfermedad que causa inflamación articular. Un componente clave del tratamiento sostenido es el control del dolor. Hay varios medicamentos usados para disminuir el dolor. Tu proveedor de servicios de salud trabajará contigo para encontrar cuál es el más eficaz para ti.

Ten en cuenta que un aspecto muy propenso al fraude de salud es el dolor y el control del dolor. Demasiadas personas están dispuestas a hacer casi cualquier cosa con tal de encontrar alivio para el dolor. El resultado es que, a veces, la única persona que se siente mejor es la que vende los productos o procedimientos fraudulentos.

Habla con tu proveedor de servicios de salud sobre tus opciones. La biorretroalimentación (*biofeedback* en inglés), el masaje, la relajación progresiva, acupuntura y otros procedimientos y técnicas alternativas han ayudado de ciertos modos a algunas personas que padecen dolor. Un extenso estudio financiado por el NIAMS y el Centro Nacional para la Medicina Complementaria y Alternativa (National Center for Complementary and Alternative Medicine o NCCAM, por sus siglas en inglés) concluyó que la acupuntura "alivia el dolor y mejora la función de la rodilla con osteoartritis, y sirve como un complemento efectivo para el cuidado estándar". El valor de la acupuntura para los pacientes con artritis reumatoide es incierto y requiere mayor investigación. Según NCCAM, que es parte del Instituto Nacional de Salud (National Institutes of Health o NIH, por sus siglas en inglés), algunas técnicas mente-cuerpo, específicamente la relajación, la relajación con imágenes, el taichi y el *biofeedback* pueden ayudar a aliviar los síntomas asociados con la artritis reumatoide. Algunas personas tienen efectos positivos cuando se añaden estas terapias al plan de tratamiento que consiste principalmente en tratamientos médicos convencionales.

¿Cuál es el proceso?

Los medicamentos y otros procedimientos surten efectos ya sea enmascarando el dolor o disminuyendo la inflamación que causa el dolor.

¿Qué puedo esperar?

Tu proveedor de servicios de salud te pedirá que describas la intensidad del dolor que sientes, le asignes un número y mantengas un registro del dolor que sientes y lo que haces para sentir alivio. La precisión es muy importante porque esta información es esencial para formular un plan con el cual te sientas cómodo y te mantengas activo.

El control del dolor tiene un futuro prometedor. El Consorcio del Dolor del NIH está desarrollando dispositivos para el control individualizado del dolor, documentando terapias emergentes y tratando de poner a disposición de los consumidores los más recientes descubrimientos científicos sobre el control del dolor.

Medicamentos

◇ **¿En qué consisten?**
Se usan muchos tipos de medicamentos de venta libre o con receta, según la enfermedad que te está causando artritis. Lo que sigue son algunas de las principales categorías de medicamentos.

◇ **¿Cuál es el proceso?**
Cada medicamento funciona de diferente manera. Se busca desarrollar nuevos medicamentos para lograr menos efectos secundarios y solucionar nuevos factores relacionados con una enfermedad dada.

ANALGÉSICOS (PASTILLAS PARA EL DOLOR)

Hay medicamentos que te alivian el dolor. Los principales tipos son:

1. Paracetamol (acetaminofeno).

2. Antiinflamatorios no esteroideos (AINE) como ibuprofeno o Advil®.

3. AINE no selectivos (AINE ns).

4. Inhibidores de COX-2 (inhibidores selectivos de la ciclooxigenasa 2 o coxibs). Entre ellos rofecoxib y celecoxib.

5. Los opiáceos y medicamentos relacionados con la morfina (morfina, codeína, oxicodona, hidrocodona, dihidromorfina, petidina).

6. Cremas o ungüentos (analgésicos tópicos).

En 2006, se recetó un analgésico a una de cada cinco personas en Estados Unidos. Estas pastillas para aliviar el dolor son muy populares y representan una importante fuente de alivio para las personas con una enfermedad reumática. Cada medicina funciona de una manera sutilmente diferente para aliviar el dolor.

El paracetamol (acetaminofeno), los opiáceos y los medicamentos relacionados con la morfina actúan en el cerebro. Estos medicamentos alteran factores químicos del cerebro para que no sientas dolor. Son efectivos para reducir el dolor moderado y tienen pocos efectos secundarios.

La aspirina dificulta la unión de las plaquetas en la sangre y que se forme un coágulo. Según la Agencia de Investigación y Calidad de Salud (Agency for Healthcare Research and Quality o AHRQ, por sus siglas en inglés), la aspirina debe ser considerada en una categoría diferente porque no es igual a los otros AINE.

Los AINE son eficaces para dolor de moderado a severo. Al mismo tiempo, aumentan la probabilidad de sangrado gastrointestinal y son especialmente problemáticos para las personas mayores de setenta y cinco años. Las personas que han tenido sangrado gastrointestinal deben evitar los AINE y usar, en vez, paracetamol.

La mayoría de los AINE actúa reduciendo la capacidad del cuerpo para producir una enzima (ciclooxigenasa o COX). Tener menos de esta enzima en el cuerpo reduce la inflamación y el dolor porque disminuye la producción de una molécula relacionada (prostaglandina). Estudios posteriores descubrieron que había al menos dos tipos de enzima COX. Los inhibidores de COX-2 solo tienen efectos sobre COX-2. Si bien estos reducían los efectos secundarios que podían ocasionar los AINE, existía la preocupación de un aumento en el riesgo de enfermedades cardiacas y derrame. Vioxx® estaba en esta categoría, pero ya no se vende en Estados Unidos. El futuro de los inhibidores de COX-2 todavía no se ha dilucidado completamente.

Si bien muchos de los AINE se venden sin receta médica, los inhibidores de COX-2 solo se venden con receta. Ten en cuenta que los AINE deben tomarse de manera pensada y después de conversarlo con tu proveedor de servicios de salud. En algunos casos, los AINE causan problemas estomacales y otros efectos secundarios. La Dirección de Alimentos y Medicamentos (Food and Drug Administration o FDA, por sus siglas en inglés) emitió una advertencia específica para las personas con problemas cardiacos que han tomado AINE por muchos años. La FDA afirmó que corrían un mayor riesgo de tener un ataque cardiaco o derrame.

Algunas personas no pueden tomar medicinas y, en vez, usan cremas y ungüentos para aliviar el dolor articular. En estos casos, la crema o ungüento se frota o aplica en las articulaciones adoloridas y surte efecto de diversas maneras. Algunos de estos ungüentos funcionan al irritar la superficie de la piel. Se cree que la irritación distrae a la mente del dolor en la articulación adolorida. Entre estos contrairritantes se cuentan el mentol, aceite de gaulteria, aceite de eucalipto o alcanfor, y son componentes de medicamentos de venta libre como Eucalytamint e Icy Hot®. Otras cremas (Aspercreme®, BenGay® y muchas otras cremas) tienen ácido salicílico que según la creencia popular bloquea los químicos que producen el dolor. Un análisis de AHRQ indicó que los productos con ácido salicílico no tenían ningún efecto en el dolor de la osteoartritis. Los productos con capsaicina, que se encuentran de manera natural en los pimientos de Cayena, también se cree que alivian el dolor crónico en personas con osteoartritis. Si bien esto surte efecto en algunos, aproximadamente la mitad de la gente que usa cremas con capsaicina también siente una sensación de ardor que desaparece después de un rato. Algunas personas que usan una crema tópica o ungüento, también toman pastillas para sentirse mejor.

BIOLÓGICOS (MODIFICADORES DE LA RESPUESTA BIOLÓGICA O MRB)

Estos medicamentos son relativamente nuevos y son productos de ingeniería genética. El término *biológico* se refiere al hecho de que estos son medicamentos relativamente nuevos compuestos por proteínas que vienen de células vivas. No son químicos que ocurren naturalmente, ni se producen en un laboratorio. La mayoría de las personas con artritis reumatoide (aproximadamente dos tercios)—y los que tienen artritis psoriásica, espondilitis anquilosante y artritis idiopática juvenil—pueden detener el avance de la enfermedad mientras ingieren biológicos. Surten efecto porque no permiten que el sistema inmunitario ataque al cuerpo (inmunosupresores), por eso, la persona es más vulnerable a infecciones. Usualmente estos medicamentos se inyectan o administran por vía intravenosa durante el transcurso de varias horas (infusión). Algunos de los más comúnmente recetados son etanercept, adalimumab, infliximab, abatacept y rituximab. En abril de 2011, la FDA aprobó el uso de tocilizumab (Actemra®) para artritis idiopática juvenil sistémica.

CORTICOSTEROIDES

Estas medicinas impiden que el sistema inmunitario ataque las articulaciones (inmunosupresores) y reducen la inflamación. Se pueden inyectar o tomar en pastillas o lociones. Si se usan a corto plazo tienen algunos efectos secundarios (aumento del apetito, alteración dramática e inusual del estado de ánimo, hinchazón, vello facial), pero el uso a largo plazo tiene efectos secundarios más serios (presión alta, cataratas, glucosa alta, infecciones). Los corticosteroides más comunes son prednisona, cortisona, solumedrol e hidrocortisona.

MEDICAMENTOS QUE MODIFICAN LA ENFERMEDAD REUMÁTICA (DMARD, POR SUS SIGLAS EN INGLÉS)

Estos medicamentos se usan para tratar enfermedades como la artritis reumatoide y la espondilitis anquilosante. Surten efecto porque desactivan o detienen el sistema inmunitario para que no ataque las articulaciones (inmunosupresores), lo que desafortunadamente también deja a la persona más vulnerable a una infección. Los DMARD incluyen el metotrexato, hidroxicloroquina, sulfasalazina y leflunomida. El metotrexato fue uno de los primeros DMARD y, como resultado, hay mucha información sobre la mejor manera de usarlo. Un diagnóstico temprano es esencial para evitar que las articulaciones se sigan dañando. Los DMARD no entran fácilmente en una categoría o clase de medicamentos, y un DMARD puede surtir efecto, pero otro no. A veces, si se añade un DMARD, esto hace que otro medicamento (incluyendo otro DMARD) surta mejor efecto. Los DMARD son muy fuertes y muchos tienen efectos secundarios, por lo que debes conversar con tu proveedor de servicios de salud sobre esto. A continuación enumeramos algunos:

Nombre genérico	Nombre comercial
PASTILLAS	
hidroxicloroquina	Plaquenil®
leflunomida	Arava®
metotrexato	Rheumatrex®
	Trexall®
sulfasalazina	Azulfidine®
	Sulfazine®
INYECCIONES	
adalimumab	Humira®
anakinra	Kineret®
certolizumab pegol	Cimzia®
etanercept	Enbrel®
golimumab	Simponi®
INYECCIÓN INTRAVENOSA (INFUSIÓN)	
abatacept	Orencia®
belimumab	Benlysta®
infliximab	Remicade®
rituximab	Rituxan®
tocilizumab	Actemra®

¿Qué puedo esperar?

El medicamento es un componente clave del control de la artritis. Debes mantener una buena comunicación con tu proveedor de servicios de salud. De esa manera, tu proveedor de servicios de salud puede hacer los ajustes necesarios para que tus medicamentos surtan el mayor efecto posible.

La combinación de medicamentos que ingieres debe hacerse a tu medida y ajustarse a tu situación específica.

Sabemos que hay variaciones en la eficacia de los analgésicos dependiendo de la edad y otros factores. En un estudio de adultos mayores (con una edad promedio de ochenta años y 85% eran mujeres) con artritis, el uso de opiáceos estaba relacionado a una mayor probabilidad de muerte que el uso de AINE. Asimismo, había un aumento en el riesgo de fracturas en personas que usaban opiáceos. Estos datos se basaron en el análisis de información sobre 12,840 beneficiarios de Medicare en Pensilvania y Nueva Jersey.

Pruebas clínicas

¿En qué consisten?
A veces, cuando las personas desean probar un nuevo tratamiento porque están buscando mejores resultados, optan por participar en pruebas clínicas. Las pruebas clínicas son esenciales para comprender cómo mejorar nuestra salud. Una prueba clínica es el único método que tenemos para saber si alguna intervención (medicamento, procedimiento, etc.) efectivamente logra lo que ofrece. Es un estudio de investigación que se realiza con personas que cumplen con ciertas características específicas. Usualmente, para cuando se realiza la prueba clínica, el medicamento o procedimiento ha sido probado en animales.

Los criterios para incluir o excluir a alguien de una prueba clínica pueden incluir factores como la edad de la persona, el género, el tipo o avance de la enfermedad, historia clínica o tratamientos previos, y si la persona padece otras enfermedades.

Estos criterios se basan en los temas a estudiar por la prueba clínica. A veces, la prueba clínica solo incluye personas con una enfermedad específica y, otras veces, solo incluye personas que no tienen ninguna enfermedad.

Algunas pruebas clínicas se denominan estudios de intervenciones porque el investigador asigna a cada participante en el estudio un tratamiento específico u otra intervención para documentar el impacto de dicha intervención. En este tipo de estudio, los aspectos específicos de la salud de la persona se observan para ver lo que sucede como resultado de cada una de las intervenciones. El análisis se enfoca en los resultados obtenidos.

Otro tipo de prueba clínica es un estudio de observación donde los participantes son observados respecto a factores específicos, y los resultados son evaluados por el investigador. Para participar en los estudios de observación, es necesario cumplir ciertos criterios específicos.

Una prueba clínica puede enfocarse en uno de los siguientes aspectos de una enfermedad: prevención, diagnóstico o despistaje, tratamiento (tratamientos experimentales, nuevas combinaciones de medicamentos o nuevos métodos quirúrgicos o de radioterapia) o calidad de vida (cuidado asistencial). Cada prueba clínica también tiene fases con diferentes propósitos que tratan de responder preguntas específicas sobre seguridad y eficacia. Cada una de las fases se describe a continuación:

- **Fase I.** Entre veinte y ochenta personas reciben un medicamento o tratamiento experimental por primera vez para evaluar su seguridad, determinar un rango de dosificación segura e identificar los efectos secundarios.

- **Fase II.** Entre cien y trescientas personas reciben un medicamento o tratamiento experimental para ver si es efectivo y seguir evaluando su seguridad.
- **Fase III.** Incluye de mil a tres mil personas para confirmar que un medicamento o tratamiento experimental es eficaz, observar los efectos secundarios y compararlo con tratamientos comúnmente usados y recopilar información que permitirá que el medicamento o tratamiento experimental se use de manera segura.
- **Fase IV.** Después de que el medicamento o tratamiento experimental es usado en la población general, continúan los estudios que vigilan de cerca los riesgos, beneficios y el uso óptimo asociado con el medicamento o procedimiento.

¿Cuál es el proceso?

En pruebas clínicas para estudiar intervenciones, algunas personas reciben el nuevo tratamiento y otras no. El protocolo del estudio decide quién recibe el tipo de tratamiento. En la mayoría de los casos, uno de los grupos recibirá un tratamiento con placebo o el cuidado estándar actual para ver si el nuevo medicamento o procedimiento es mensurablemente mejor que lo que ya se hace. Un placebo puede ser una píldora, líquido o polvo sin sustancias activas en él, o una intervención que se sabe que no tiene ningún valor como tratamiento. Es importante comprender esto porque a veces lo que parece tener un impacto se debe al "efecto placebo". El efecto placebo es un cambio que ocurre tras una intervención que no es el resultado de ninguna propiedad especial de la intervención y, de hecho, refleja más la expectativa del participante. Algunos investigadores creen que el efecto placebo refleja la estrecha conexión entre la mente y el cuerpo en algunas personas.

Si decides ser parte de una prueba clínica, debes tener en cuenta que el proceso incluye un lapso para examinar todos los aspectos de un consentimiento informado. La decisión de participar en una prueba clínica es muy importante y requiere un claro entendimiento del estudio que se ha propuesto hacer, así como los riesgos y beneficios al ser parte de una prueba clínica. El equipo de investigación tiene la obligación y responsabilidad de darte un documento de consentimiento informado que incluye los detalles sobre el propósito, duración, procedimientos requeridos que son parte del estudio, así como los riesgos y beneficios de la participación. También debes recibir un documento con la información de cómo comunicarte con el personal a cargo del estudio. Te deben dar este documento en el idioma que lees con mayor facilidad.

Lee el documento cuidadosamente y cuando no comprendas algo, haz preguntas. Debes saber cuáles serán tus responsabilidades financieras y de otro tipo. Si decides participar, puedes firmar el documento con el entendimiento de que no es un contrato. Esto significa que te puedes retirar del estudio en cualquier momento.

 ¿Qué puedo esperar?
El proceso de una prueba clínica lo determina el tipo de estudio que se está realizando y la fase del estudio. La mayoría de los equipos en una prueba clínica incluyen un investigador, médico y otros tipos de proveedores de servicios de salud que son responsables de hacer el seguimiento de la salud de los participantes y la implementación del estudio. En algunas pruebas clínicas se requieren exámenes adicionales y

visitas. El equipo se encarga de mantenerte al tanto sobre cualquier nuevo incidente o información que necesites saber.

Suplementos, hierbas e infusiones

¿En qué consisten?

Según la FDA, un suplemento nutricional es un producto que se toma por vía oral que contiene un "ingrediente nutricional" que consumes además de tus comidas regulares. Los "ingredientes nutricionales" en estos productos pueden incluir: vitaminas, minerales, hierbas u otros productos botánicos, aminoácidos y sustancias tales como enzimas, tejido orgánico, tejido glandular y metabolitos. Los suplementos nutricionales también pueden ser extractos o concentrados, y se presentan de muchas formas, como tabletas, cápsulas, gel, cápsulas de gel, líquidos o polvos. Sea lo que sea, la información en la etiqueta no debe representar al producto como un alimento convencional o lo único que se come en una comida o dieta.

Es importante saber que los suplementos son regulados bajo una categoría amplia de "comida" y no "medicamentos". Esto significa que los fabricantes de un suplemento nutricional o ingrediente nutricional tienen la responsabilidad de asegurarse de que es de consumo seguro antes de su venta, pero no tienen que probar que es seguro o eficaz para el propósito declarado. Específicamente, la FDA no tiene que "aprobar" la seguridad de los suplementos nutricionales ni su efectividad antes de su venta al consumidor. Por eso es ilegal que un producto que se vende como suplemento nutricional promueva en su etiqueta que es un tratamiento, prevención o cura de una enfermedad o trastorno específico.

También debes saber que lo que en realidad contiene el suplemento puede variar, ya que no hay reglamentos que obliguen al fabricante a poner la misma sustancia en la misma cantidad en cada pastilla. Esta variación en la pureza hace que las comparaciones sean difíciles.

Hay muy pocas pruebas clínicas sobre suplementos. El Estudio sobre el Tratamiento de Artritis con Glucosamina/Condroitina (Glucosamine/chondroitin Arthritis Intervention Trial o GAIT, por sus siglas en inglés) fue la primera prueba clínica a gran escala en Estados Unidos para estudiar los efectos del hidrocloruro de glucosamina (glucosamina) y sulfato sódico de condroitina (sulfato de condroitina) para el tratamiento de osteoartritis de rodilla. En este estudio financiado por NIAMS y NCCAM, los participantes recibieron una de las siguientes combinaciones:

Glucosamina sola: 1,500 mg diarios, 500 mg ingeridos tres veces al día;

Sulfato de condroitina sola: 1,200 mg diarios, 400 mg ingeridos tres veces al día;

Glucosamina combinada con sulfato de condroitina: 1,500 mg y 1,200 mg diarios;

Celecoxib (inhibidor de COX-2): 200 mg diarios; o

Placebo.

Los resultados no fueron concluyentes. En general, no hubo diferencias significativas entre los otros tratamientos evaluados y el placebo. Sin embargo, en un pequeño grupo de participantes con dolor de moderado a severo, la glucosamina combinada con el sulfato de condroitina alivió el dolor en un grado estadísticamente significativo en comparación con el placebo. Los participantes del grupo de dolor leve no sintieron una diferencia significativa en el alivio del dolor al tomar la glucosamina y el sulfato de condroitina solos o combinados.

Otra parte del estudio investigó si estos suplementos nutricionales podían disminuir el daño estructural causado por la osteoartritis de la rodilla. Los resultados fueron desconcertantes, porque en el estudio complementario, a los pacientes del GAIT que mostraron interés se les ofreció la oportunidad de continuar su tratamiento del estudio original durante dieciocho meses adicionales, por un total de dos años. Al término del estudio complementario, el equipo recogió información sobre 581 rodillas. Después de evaluar los datos de las radiografías, los investigadores concluyeron que, al parecer, la glucosamina y el sulfato de condroitina, juntos o solos, no tenían más efecto que el placebo en disminuir la pérdida de cartílago en la osteoartritis de la rodilla. No obstante, la interpretación de los resultados del estudio fue complicada porque los participantes que tomaron el placebo tuvieron menor pérdida de cartílago o amplitud del espacio articular de lo previsto.

Queda mucho por aprender, pero como mínimo, debemos saber lo que son estos suplementos y mantenernos alerta a cualquier investigación nueva que llegue.

Hay suplementos que insinúan que son una cura o tratamiento para la artritis, pero lo mejor es enfocarse en los que tienen más información científica y no solamente propaganda. Ten en cuenta que hay limitada información disponible sobre cualquiera de estos y hace falta realizar estudios de alta calidad que se enfoquen en dosis, duración del tratamiento o efectos a largo plazo. Algunos de los suplementos de interés se mencionan abajo:

Aceite de pescado

El aceite de pescado contiene una alta cantidad de ácidos grasos omega 3. Es posible que el cuerpo utilice los omega 3 en suplementos para reducir la inflamación. Algunos pescados ricos en omega 3 son el arenque, caballa, salmón y atún. Según la NCCAM, los resultados obtenidos en pruebas clínicas son alentadores. Debes informarle a tu proveedor de servicios de salud si estás tomando algún suplemento nutricional con aceite de pescado, pues altas dosis pueden interferir con ciertas medicinas, como los anticoagulantes y medicamentos para la presión alta. Asimismo, algunos productos hechos con aceite de hígado de pescado (por ejemplo, aceite de hígado de bacalao) pueden contener cantidades peligrosamente altas de vitaminas A y D.

Ácido gamma-linoleico (AGL)

El AGL es un ácido graso omega 6 que se encuentra en los aceites de algunas semillas de plantas, entre ellas la onagra (*Oenothera biennis*), borraja (*Borago officinalis*) y grosella negra (*Ribes nigrum*). Es posible que el cuerpo convierta el AGL en sustancias que reducen la inflamación y alivian síntomas como dolor articular, rigidez y dolor al menor contacto.

Boswellia (*Boswellia serrata, Boswellia carterii*, también conocida como franquincienso)

Estudios de laboratorio y en animales indican que la resina de esta planta produce una sustancia que tiene efectos antiinflamatorios y que también tiene efectos en el sistema inmunitario.

Condroitina (sulfato de condroitina)

Es un carbohidrato complejo que ayuda al cartílago a retener agua.

Cúrcuma

Los extractos de cúrcuma (*Curcuma longa*) contienen la sustancia química curcumina. En estudios con animales se encontró que la curcumina protege las articulaciones de la inflamación y el daño. Se están realizando estudios para comprender las propiedades antiinflamatorias de la curcumina en casos de artritis reumatoide.

Glucosamina

Es una amino-azúcar producida por el cuerpo que se encuentra alrededor del cartílago y otro tejido conectivo. Cuando la gente toma estos suplementos, puede tener cierto o ningún alivio del dolor.

Jengibre (*Zingiber officinale*)

En el laboratorio se ha demostrado que el jengibre contiene sustancias que se sabe son antiinflamatorias.

Té verde

Algunos de los compuestos en el té verde pueden ser beneficiosos para pacientes con artritis reumatoide y osteoartritis. Al parecer, los ingredientes activos en el té verde inhiben las sustancias químicas y enzimas que dañan el cartílago.

Trueno de dios (*Tripterygium wilfordii*)

Los extractos se preparan solo de la corteza de la raíz de esta hierba porque las otras partes de la planta son altamente tóxicas. Este extracto se usa en China desde hace siglos y se sabe que causa severos efectos secundarios como diarrea, dolor de estómago, pérdida de cabello, dolor de cabeza y ronchas. En general, no se vende en Estados Unidos. Según los mejores datos de NIAMS, esta hierba puede combatir la inflamación y suprimir el sistema inmunitario, pero los beneficios no compensan las consecuencias negativas de su uso a largo plazo.

Vitaminas C, D, E o beta-caroteno
Es posible que el deterioro articular por la osteoartritis se retrase cuando las personas toman dosis mayores de vitaminas. Pregúntale a tu proveedor de servicios de salud sobre las dosis que debes tomar, porque grandes dosis de vitamina D pueden ser nocivas.

¿Cuál es el proceso?
Usualmente no lo sabemos porque la FDA no reglamenta a los fabricantes de los suplementos nutricionales de la misma manera que los fabricantes de medicamentos. Específicamente, esto significa que los suplementos nutricionales pueden interaccionar de maneras desconocidas con medicamentos u otros suplementos o pueden tener efectos secundarios desconocidos. Como los requisitos de divulgación de información son diferentes que los requisitos para las etiquetas de medicamentos, algunos suplementos pueden contener ingredientes potencialmente dañinos que no se mencionan en la etiqueta. Es más, como no se requieren datos clínicos, la mayoría de suplementos no han sido probados en mujeres embarazadas, madres lactantes o niños. Asimismo, no hay estándares o supervisión sobre la fabricación, y puede haber mucha variación de una pastilla a otra. Finalmente, los informes sobre

los efectos secundarios de los suplementos dejan mucho que desear.

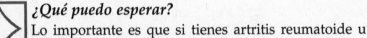 **¿Qué puedo esperar?**
Lo importante es que si tienes artritis reumatoide u otra enfermedad autoinmune, no es una buena idea reemplazar tu medicamento convencional con un medicamento de terapia alternativa o complementaria que no ha sido comprobado, sin importar cuán convincente sea el video, anuncio, presentación o presentador. La FDA les recuerda a los consumidores que cuando vean las palabras "natural" y "herbal" presten atención. La mayoría de las veces estas palabras expresan una falsa sensación de calidad natural o que los efectos secundarios de estas sustancias serán leves o inexistentes.

Debes informar a tu proveedor de servicios de salud sobre todos los suplementos que tomas y todas las otras sustancias que ingieres. Si tomas Coumadin (medicamento de venta con receta), ginkgo biloba (suplemento herbal), aspirina (medicamento de venta libre) y vitamina E (suplemento vitamínico), todos tienen efectos anticoagulantes. Según la FDA, si tomas estos productos juntos puedes aumentar el riesgo de una hemorragia interna. La hierba de San Juan (St. John's Wort), otro popular suplemento, reduce la eficacia de ciertos fármacos para el tratamiento del VIH, enfermedades del corazón, depresión, convulsiones y ciertos tipos de cáncer, así como la eficacia de ciertos anticonceptivos orales.

Tercera parte

RECURSOS Y HERRAMIENTAS PARA AYUDARTE A TOMAR EL CONTROL

Información vital y las mejores fuentes

Si tienes preguntas acerca de la artritis, favor de llamar a la Línea Nacional de Salud para la Familia Hispana (National Hispanic Family Health Help Line) al 866-783-2645 o 866-SU-FAMILIA. Asesores de promoción de la salud estarán disponibles para responder a tus preguntas en inglés y español, y para ayudarte a ubicar servicios locales. Puedes llamar de lunes a viernes, de 9 a.m. a 6 p.m. hora del este.

También puedes comunicarte con la Arthritis Foundation, 1-800-283-7800, donde representantes de atención al cliente podrán responder tus preguntas en inglés y español. Es una línea telefónica de ayuda gratuita que se atiende las veinticuatro horas del día y está a disposición de todos.

Los mejores sitios de Internet sin fines comerciales

Aunque hay muchos sitios que ofrecen tratar la artritis o aliviar el dolor con un producto o proceso, los sitios de Internet enumerados abajo se dedican a proporcionarte la mejor información disponible, y no venderán ninguna información personal que les proporciones. Además, ninguno de estos sitios permite publicidad ni auspicio de productos.

Agency for Healthcare Research and Quality (AHRQ)
effectivehealthcare.ahrq.gov
La misión de la Agencia de Investigación y Calidad de Salud (AHRQ, por sus siglas en inglés) es mejorar la calidad, seguridad, eficiencia y eficacia de la atención de salud para todos los estadounidenses. AHRQ es una de las agencias del

Departamento de Salud y Servicios Humanos, y su misión es apoyar estudios que ayuden a las personas a tomar decisiones más informadas y mejoren la calidad de los servicios de atención de salud. AHRQ era conocida anteriormente como la Agencia de Política Pública e Investigación sobre el Cuidado de Salud (Agency for Health Care Policy and Research).

ARTHRITIS FOUNDATION
arthritis.org/español/
La misión de la Arthritis Foundation es mejorar vidas por medio del liderazgo en la prevención, control y cura de la artritis y enfermedades relacionadas. En su calidad del mayor donante privado y sin fines de lucro para la investigación de la artritis en el mundo, la Arthritis Foundation es el principal organismo de salud que atiende las necesidades de millones de personas que corren el peligro de tener artritis o viven con ella en Estados Unidos.

CENTERS FOR DISEASE CONTROL AND PREVENTION (CDC)
cdc.gov
La misión del Centro para el Control y Prevención de Enfermedades (CDC, por sus siglas en inglés) es colaborar para generar la pericia, información y herramientas que las personas y comunidades necesitan para proteger su salud, por medio de la promoción de la salud, la prevención de enfermedades, lesiones y discapacidad, y la preparación para enfrentar nuevas amenazas de salud.

CLINICAL TRIALS
clinicaltrials.gov
ClinicalTrials.gov es un sitio donde puedes averiguar sobre todas las pruebas clínicas financiadas por fuentes federales

y privadas que se realizan en Estados Unidos y el mundo entero. ClinicalTrials.gov te brinda información acerca del propósito de una prueba, quiénes pueden participar, localidades y números de teléfono para obtener más detalles.

NATIONAL ALLIANCE FOR HISPANIC HEALTH
hispanichealth.org

La misión de la Alianza Nacional para la Salud de los Hispanos (o "la Alianza") es mejorar la salud y bienestar de los hispanos, y trabajar con otras personas para lograr la salud de todos.

NATIONAL CENTER FOR COMPLEMENTARY AND ALTERNATIVE MEDICINE (NCCAM)
nccam.nih.gov

La misión del Centro Nacional para Medicina Complementaria y Alternativa (NCCAM, por sus siglas en inglés), parte del Instituto Nacional de Salud (National Institutes of Health o NIH, por sus siglas en inglés), es definir, por medio de rigurosa investigación científica, la utilidad y seguridad de intervenciones complementarias y medicamentos alternativos, y su función en mejorar la salud y atención de salud.

NATIONAL INSTITUTE OF ARTHRITIS AND MUSCULOSKELETAL AND SKIN DISEASES (NIAMS)
niams.nih.gov

La misión del Instituto Nacional de Artritis y Enfermedades Músculo-Esqueléticas y de la Piel (NIAMS, por sus siglas en inglés), parte del Instituto Nacional de Salud (National Institutes of Health o NIH, por sus siglas en inglés), es apoyar la investigación sobre las causas, tratamiento y prevención de la artritis y enfermedades músculo-esqueléticas y de la piel; la capacitación de científicos generales y clínicos para realizar esta investigación; y la difusión de información acerca del progreso de la investigación sobre dichas enfermedades.

NATIONAL LIBRARY OF MEDICINE (NLM): MEDLINEPLUS
nlm.nih.gov

La Biblioteca Nacional de Medicina (NLM, por sus siglas en inglés), parte del Instituto Nacional de Salud (National Institutes of Health o NIH), es la mayor biblioteca médica del mundo. La biblioteca recopila materiales y proporciona información y servicios para la investigación en todos los campos de la biomedicina y atención de salud.

Preguntas que debes hacerle a tu proveedor de servicios de salud

Acerca de tu diagnóstico

- *¿Qué tipo de artritis tengo?*
- *¿Voy a mejorar?*
- *¿Hay actividades que debo evitar?*
- *¿Debo consultar con un reumatólogo?*
- *¿Qué puedo hacer para reducir el dolor de las articulaciones?*
- *¿Debo usar compresas frías o calientes en las articulaciones cuando tengo dolor?*
- *¿Debo hacer cambios en mi alimentación?*

Acerca de tus medicamentos

- *¿Cuáles son los medicamentos que debo tomar?*
- *¿Cómo se toman?*
- *¿Tienen efectos secundarios?*
- *¿Los medicamentos para la artritis interaccionan con los medicamentos que ya estoy tomando?*
- *¿Cuándo comenzará el medicamento a surtir efecto?*
- *¿Debo tomar suplementos?*
- *¿Hay suplementos o infusiones que debo evitar?*

Acerca de tu plan de tratamiento

- *¿Qué tipos de ejercicios puedo hacer?*
- *¿Qué debo hacer si siento mucho dolor cuando hago ejercicio?*
- *¿Es necesario que haga fisioterapia?*
- *¿Un bastón me ayudaría a caminar?*

PREGUNTAS QUE TE HARÁ TU PROVEEDOR DE SERVICIOS DE SALUD

Según NIAMS, para recibir el mejor diagnóstico, debes estar preparado para darle a tu proveedor de servicios de salud las respuestas más exactas posibles a las siguientes preguntas:

- *¿Sientes dolor en una o más articulaciones?*
- *¿Cuándo se presenta el dolor?*
- *¿Cuánto tiempo dura el dolor?*
- *¿Cuándo comienzas a notar el dolor?*
- *¿Qué estabas haciendo la primera vez que notaste el dolor?*
- *¿La actividad hace que el dolor aumente o disminuya?*
- *¿Has tenido alguna enfermedad o accidente que explique el dolor?*
- *¿Estás sintiendo otros síntomas aparte de dolor?*
- *¿Hay antecedentes en tu familia de artritis u otras enfermedades reumáticas?*
- *¿Qué medicamento(s) estás tomando?*
- *¿Has tenido alguna infección reciente?*
- *¿Tienes alguna alergia o eres alérgico a algún medicamento?*

CITAS CON MI PROVEEDOR DE SERVICIOS DE SALUD

Fecha: _____ Motivo por el que fui: _____
La persona que me vio: _____
Pruebas especiales: _____
Diagnóstico: _____
Remisión a un especialista: _____
Medicamentos recetados: _____
¿Qué más hizo o dijo el proveedor? _____
_____
_____
_____
_____

Fecha: _____ Motivo por el que fui: _____
La persona que me vio: _____
Pruebas especiales: _____
Diagnóstico: _____
Remisión a un especialista: _____
Medicamentos recetados: _____
¿Qué más hizo o dijo el proveedor? _____
_____
_____
_____
_____

Mis medicamentos, vitaminas, suplementos, infusiones y otras cosas que tomo

Nombre:_____ Costo: _____

Propósito: _____

Tamaño / Cantidad: _____ Color: ____Forma: _____

Fecha de la receta: _____ Por: _____

Cuánto tomo: _____ Cuándo: _____

Debo evitar: _____

Efectos secundarios / otros comentarios: _____

_____

_____

Nombre: _____ Costo: _____

Propósito: _____

Tamaño / Cantidad: _____ Color: ____ Forma: _____

Fecha de la receta: _____ Por: _____

Cuánto tomo: _____ Cuándo: _____

Debo evitar: _____

Efectos secundarios / otros comentarios: _____

_____

_____

Herramientas para mantenerte al tanto de tu estado de ánimo, sueño, medicamentos y actividad física

Mantenerme al tanto de lo que hago

"Lo que estoy haciendo" te da una manera de mantenerte al tanto de tu estado de ánimo, si estás comiendo saludablemente, tu interacción social, medicamento(s), sueño y ejercicio. Si apuntas con frecuencia lo que estás haciendo en cada rubro, podrás proporcionarle a tu proveedor de servicios de salud información oportuna y valiosa que puede ayudar a mejorar tu plan de tratamiento. También puedes usar este recuadro para ver qué factores cambian, cómo te sientes y cuál es tu estado anímico en general de un día a otro. Es importante poder identificar lo que es beneficioso o perjudicial en tu vida.

Usa la escala que sigue para los tres primeros rubros y con respecto a los demás rubros, llena la información tal como se indica.

1 = extremadamente negativo
2 = moderadamente negativo
3 = ligeramente negativo

4 = neutral
5 = ligeramente positivo
6 = moderadamente positivo
7 = extremadamente positivo

Estado de ánimo: *¿Cómo te sientes la mayor parte del día?*
Comida: *¿Cómo describes los alimentos que escoges en general?*
Vida social: *¿Cómo te sientes sobre la forma en que interaccionas con los demás durante todo el día?*
Todos los medicamentos: *¿Tomaste todos tus medicamentos? La respuesta debe ser sí o no.*
Sueño: *¿Cuántas horas dormiste anoche?*

Ejercicio: *¿Cuántos minutos de ejercicio hiciste?*
Notas: *Agrega cualquier información que consideras importante acerca de tu día.*

LO QUE ESTOY HACIENDO

(Escala de 1 = extremadamente negativo a 7 = extremadamente positivo)

Fecha	Estado de ánimo	Comida	Vida social	Todos los medicamentos (Sí/No)	Sueño (Horas)	Ejercicio (Minutos)	Notas

✎ Agradecimientos

Hay muchas personas que hacen posible la serie *Buena Salud*®. Esther Margolis, Heidi Sachner, Keith Hollaman y Harry Burton me ofrecieron mucho aliento. El directorio, personal y miembros de la National Alliance for Hispanic Health y la Health Foundation for the Americas también le dieron alas a esta serie. Adolph P. Falcón, vicepresidente principal de la Alianza, se entregó en mente y corazón para hacer esta serie realidad. Las traducciones son producto de la colaboración entre Susana Bellido Cummings y Rosamaría Graziani. Su gran dedicación y entendimiento de la serie *Buena Salud*® son esenciales en las ediciones en español.

El Dr. John H. Klippel, presidente y CEO de la Arthritis Foundation, me alentó a escribir este libro y dedicó tiempo a escribir el prólogo. Él vela por los intereses de muchos y encabeza el movimiento para hacerle frente a la artritis en todas las comunidades. Como CEO, también ha sido un amigo y fuente de inspiración. La Dra. Patience White, vicepresidenta de salud pública de la Arthritis Foundation, revisó el manuscrito y compartió conocimientos acumulados en el transcurso de décadas para asegurar que los conocimientos científicos fueran de vanguardia y reflejaran su experiencia clínica. Su trato gentil y firme es un placer para todos aquellos que trabajan con ella y su multitud de pacientes agradecidos.

El apoyo personal que necesito para escribir proviene de hermanos del alma, como también de personas excepcionales que son parte de mi vida: Kevin Adams, Carolyn Curiel, Monseñor Duffy, Adolph P. Falcón, Polly Gault, Paula Gómez, Ileana

Herrell, Thomas Pheasant, Bob Presbie, Sheila Raviv, Carolina Reyes, Esther Sciammarella, Amanda Spivey, Cynthia A. Telles y Elizabeth Valdez.

Mi relación con Margaret Heckler data de hace casi tres décadas, durante las cuales ha compartido sus extensos conocimientos, convicción en el bien común, profunda fe y la importancia de la religión en la vida de todos. Mis recuerdos y experiencias con mi extraordinaria madre Lucy Delgado, mi prima Deborah Helvarg y mi amiga Henrietta Villaescusa también son parte de todo lo que soy y hago. Y más que nada, el amor y apoyo, día a día, de mi esposo Mark y mi hija Elizabeth han sido fuentes de mucha felicidad, risas y alegría en mi vida.

᠕ Índice

ACERCA DE LA AUTORA

JANE L. DELGADO, Ph.D., M.S., autora de *La guía de salud: consejos y respuestas para la mujer latina* y las guías *Buena Salud®*, es presidenta y directora ejecutiva de la Alianza Nacional para la Salud de los Hispanos (mejor conocida como la Alianza) la principal organización de proveedores de salud y servicios humanos a hispanos del país. *Ladies' Home Journal* le rindió homenaje como una de las "Damas que adoramos" ("Ladies We Love") en 2010, y *WebMD* la nombró entre sus cuatro héroes de salud de 2008 por su dedicación y tenacidad en la promoción de la salud. Entre muchos otros premios recibidos, en 2007 *People en Español* la seleccionó como una de las 100 personas de mayor influencia en el hemisferio.

La Dra. Delgado ejerce como psicóloga clínica y se incorporó a la Alianza en 1985 tras trabajar en la oficina directiva de la secretaria del Departamento de Salud y Servicios Humanos (U.S. Department of Health and Human Services o DHHS, por sus siglas en inglés), donde fue clave en el desarrollo de un histórico informe del grupo de trabajo de la secretaria sobre la salud de personas de raza negra y otros grupos minoritarios, titulado "Report of the Secretary's Task Force on Black and Minority Health".

En la Alianza, la Dra. Delgado supervisa las operaciones y el personal a nivel nacional y local en todo Estados Unidos y Puerto Rico. Es miembro de la Junta Nacional de Ciencias de Biodefensa. También es miembro del directorio de la Fundación Kresge, el Instituto Lovelace de Investigación sobre la Respiración, la Fundación de Salud del Norte de Virginia y la Fundación de Salud de las Américas, y es parte del consejo consultivo de la Junta Nacional del Grupo de Trabajo sobre Salud Mental de la Sra. Rosalynn Carter.

La Dra. Delgado recibió una maestría en psicología de la Universidad de Nueva York en 1975. En 1981, recibió un doctorado en psicología clínica de SUNY Stony Brook y una maestría en ciencias urbanas y políticas de la Facultad W. Averell Harriman de Ciencias Urbanas y Políticas. Vive en Washington, D.C., con su esposo Mark.

La **Alianza Nacional para la Salud de los Hispanos (National Alliance for Hispanic Health)**, fundada en 1973, es la principal fuente de información de salud basada en conocimientos científicos y defensora fidedigna del bienestar de los hispanos. La Alianza representa a agencias comunitarias locales que prestan servicios a más de quince millones de personas al año y a organizaciones nacionales que atienden a más de cien millones de personas, con lo que tiene un impacto diario en la vida de las comunidades y familias hispanas.

La **Fundación de Salud de las Américas (The Health Foundation for the Americas o HFA, por sus siglas en inglés)** apoya la labor y misión de la Alianza Nacional para la Salud de los Hispanos. Cada año, la HFA apoya programas que contribuyen a asegurar aire puro, agua potable, alimentos sanos y lugares seguros de juego a fin de mejorar la salud de todos. La HFA y la Alianza ayudan a quienes carecen de atención de salud a obtener acceso a servicios gratuitos y de bajo costo en su localidad y mejorar la calidad de la atención médica. Los programas ponen la nueva tecnología médica al servicio de las comunidades, otorgan becas que ascienden a millones de dólares a estudiantes de carreras médicas y científicas, y realizan investigaciones y campañas que están transformando la salud.

Tú puedes ser parte de esta extraordinaria misión de salud y bienestar. Para averiguar más sobre la Alianza o la HFA, visita hispanichealth.org o healthyamericas.org.

La autora dona todas las regalías de sus libros en español
a The Health Foundation for the Americas (HFA).

LIBROS DE WILLIAM MORROW POR JANE L. DELGADO

Escritos específicamente para la creciente población hispana en Estados Unidos por Jane L. Delgado, Ph.D., M.S., presidenta y CEO de la National Alliance for Hispanic Health, las *Guías de* Buena Salud® presentan los mejores conocimientos científicos y consejos de salud, y están disponibles en inglés y español.

La guía de *Buena Salud*® para superar la depresión y disfrutar la vida
Prólogo por la ex primera dama Rosalynn Carter, fundadora del Programa de Salud Mental del Carter Center

Esta guía bien documentada y de fácil acceso, realzada por casos de la vida real, responde las preguntas más frecuentes sobre la depresión, cuestiona los mitos más comunes y les ofrece a los lectores información fidedigna sobre el tratamiento y control de esta enfermedad.

El libro brinda formas de superar las barreras culturales para reconocer la depresión y buscar ayuda, entre ellas el machismo y la costumbre de aguantar; la relación entre la depresión y afecciones crónicas como la diabetes, enfermedades del corazón y artritis; medicamentos, opciones de terapia, genética y tratamientos alternativos; cambios en el estilo de vida para ayudar a superar la depresión; las diferencias sociales y físicas en la forma en que los hombres y las mujeres tratan de sobrellevar la depresión; consejos sobre la selección de un psicoterapeuta; y una sección con los tratamientos y términos de uso común relacionados con la depresión.

Edición en rústica • 128 páginas • ISBN: 978-1-55704-974-2 • $9.95

También disponible en inglés:
The *Buena Salud*® Guide to Overcoming Depression and Enjoying Life (978-1-55704-972-8)

La guía de *Buena Salud*® para un corazón sano
Prólogo por Jack Lewin, M.D., CEO, Colegio de Cardiología de Estados
  Unidos (American College of Cardiology)

Esta valiosa guía, que se inicia con un relato personal de la Dra. Delgado
sobre la experiencia de su madre con enfermedades del corazón, ofrece
detalles sobre todo lo que los lectores deben saber de la principal causa
de muerte en Estados Unidos, en hombres y mujeres.

El libro explica cómo funciona el corazón; cómo surgen los problemas
del corazón y qué se puede hacer para evitarlos; cambios factibles en el
estilo de vida para preservar la salud del corazón; y además ofrece una
sección con términos de uso común relacionados con el corazón.

Edición en rústica • 128 páginas• ISBN: 978-1-55704-944-5 • $9.95

También disponible en inglés:
The *Buena Salud*® Guide for a Healthy Heart (978-1-55704-943-8)

La guía de *Buena Salud*® sobre la diabetes y tu vida
Prólogo por Larry Hausner, CEO, Asociación de Diabetes de Estados
  Unidos (American Diabetes Association)

Esta concisa guía presenta los casos de personas y familias que viven con
diabetes—un trastorno que afecta la vida de la mayoría de las familias
hispanas—y explica todo lo que los lectores deben saber, incluido el importante hecho de que la diabetes no es inevitable.

El libro trata los factores que contribuyen a que se presente la diabetes
y formas de prevenirla; los tipos de diabetes y la evolución de su defini-
ción; cómo funciona el sistema endocrino e inmunitario; el impacto del
medio ambiente en la diabetes; opciones de tratamiento, incluidos medicamentos y cambios realistas en el estilo de vida y dieta; y además ofrece
una sección con términos de uso común relacionados con la diabetes.

Edición en rústica • 128 páginas• ISBN: 978-1-55704-942-1 • $9.95

También disponible en inglés:
The *Buena Salud*® Guide to Diabetes and Your Life (978-1-55704-941-4)

La guía de salud: Consejos y respuestas para la mujer latina
Prólogo de Antonia Novello, M.D., M.P.H., Dr. P.H., ex directora general
   de salud de Estados Unidos

Usando información médica de vanguardia y consejos para todas las hispanas, la Dra. Delgado ofrece datos prácticos sobre asuntos de salud que
enfrentan las mujeres y respuestas a las preguntas sobre qué hacer. Trata
la artritis, el cáncer cervical, la depresión y otros temas de importancia en
secciones de salud de consulta rápida.

Edición en rústica • 240 páginas • ISBN: 978-1-55704-855-4 • $15.95

También disponible en inglés:
**The Latina Guide to Health: Consejos and Caring Answers
(978-1-55704-854-7)**

The **Buena Salud**® *Guide to Overcoming Depression and Enjoying Life*
_____ copias a $9.95 cada una

La guía de **Buena Salud**® *para superar la depresión y disfrutar la vida*
_____ copias a $9.95 cada una

The **Buena Salud**® *Guide for a Healthy Heart*
_____ copias a $9.95 cada una

La guía de **Buena Salud**® *para un corazón sano*
_____ copias a $9.95 cada una

The **Buena Salud**® *Guide to Diabetes and Your Life*
_____ copias a $9.95 cada una

La guía de **Buena Salud**® *sobre la diabetes y tu vida*
_____ copias a $9.95 cada una

The Latina Guide to Health: Consejos and Caring Answers
_____ copias a $15.95 cada una

La guía de salud: Consejos y respuestas para la mujer latina
_____ copias a $15.95 cada una

Para gastos de correo y tramitación, agregue $5.00 para el primer libro, más $1.50 por cada libro adicional. La entrega tarda de 4 a 6 semanas. Los precios y disponibilidad están sujetos a variaciones.

Estoy enviando un cheque o giro postal, pagadero a HarperCollins, por la cantidad de $_____.
(Residentes del estado de Nueva York, sírvanse agregar el impuesto aplicable a la venta.)

Nombre _____

Dirección _____

Ciudad/Estado/Código postal _____

ATENCION: ORGANIZACIONES Y CORPORACIONES

Casi todos los libros de HarperCollins en rústica están disponibles con descuentos especiales si son adquiridos en cantidades para uso educacional, comercial o promocional. Para mayor información comuníquese por correo electrónico con sales@harpercollins.com o escriba a: Special Markets Department, HarperCollins Publishers, 10 East 53rd Street, New York, NY 10022-5299; o llame al 212-207-7528.